第2世代
抗精神病薬の臨床

編著：武田 俊彦 慈圭病院 副院長

株式会社 新興医学出版社

編　集

慈圭会慈圭病院

武田俊彦

著　者

武田俊彦　（慈圭病院 副院長）
羽原俊明　（慈圭病院 医局長）
佐藤創一郎（慈圭病院 病棟医長）

序

　この本の目的は，第2世代抗精神病薬に関しての薬理学的情報，特に日常の臨床現場で役に立つ判断材料を提供することです。

　近年，統合失調症に対する薬物療法の分野でも，エビデンスに基づく医療が重視され，科学的，実証的な研究結果が集積されつつあります。しかし実際の臨床場面では，このような科学的，実証的な結論が薬物療法上の全て問題を解決するまでには至っていません。抗精神病薬に対する反応性は個体差が大きく，個々の症例ごとに薬剤選択や用量決定をしなければなりません。特に患者の quality of life（QOL）を最高レベルに保つには，薬理学的な知識を駆使するだけではなく，患者自身や病気への深い理解や経験に裏打ちされた鋭い洞察が求められます。個々の患者との相互作用を通して，現時点で臨床上の不確定な要素を合理的に裁量し，科学的事実も駆使して薬物を適正に使用していく，これが薬物療法という医術（art＝技術）であり，日常の精神科臨床で求められているものではないでしょうか。

　この本は，第2世代抗精神病薬に関して集積された科学的，実証的な情報と，臨床現場での art としての薬物療法の架け橋となることを意図して書きあげました。そこで内容面では，科学的情報を網羅的に紹介することはせず，思い切ってそれらを取捨選択し，再組織化し，筆者の意見も付け加えることによって，臨床場面に即した情報を提供できるよう心がけました。言い換えれば，ある程度独断的な解釈に陥る危険をおそれずに書いたということです。その点はご容赦ください。

　医術はエビデンスに影響を受けつつも常にそれを超えたところにあるものであり，私たち臨床家は常にエビデンスを超えたセンスを磨いていかなければなりません。この本がその一助となれば幸いです。

　2007年8月吉日

武田俊彦

目　次

はじめに ……………………………………………武田俊彦……1

A. 病気から美しい回復 ………………………………………………1
B. 美しい回復を得るために …………………………………………2
C. 美しい処方と第2世代抗精神病薬 ………………………………3

Ⅰ. 第2世代抗精神病薬の意義 ……………………武田俊彦……5

A. 第1世代薬と比較したメタ解析 …………………………………5
　1. メタ解析について ………………………………………………5
　2. 陽性症状への効果 ………………………………………………10
　3. 陰性症状への効果 ………………………………………………11
　4. 認知機能障害への効果 …………………………………………11
　5. 再発予防効果 ……………………………………………………12
　6. 有害事象 …………………………………………………………14
B. 第2世代薬の臨床的意義は ………………………………………15

Ⅱ. 抗精神病薬の薬理学的特徴 ……………………武田俊彦……19

A. 解離定数（Ki値）と用量換算 Ki 値 ……………………………19
　1. ドーパミン（D_2）受容体 ……………………………………23
　2. セロトニン（5HT）系受容体 …………………………………26
　3. ヒスタミン（H_1）受容体 ……………………………………28
　4. ムスカリン性コリン（mACh）受容体 ………………………28
　5. ノルアドレナリン（$α_1$）受容体 ……………………………29
B. D_2 受容体阻害時間 ………………………………………………29
　1. Transient blockade と sustained blockade ……………………29
　2. プロラクチン変動と D_2 受容体阻害 …………………………31
　3. D_2 受容体阻害時間が薬理作用に与える影響 …………………33

  1）急性錐体外路症状 …………………………………34
  2）プロラクチン関連障害 ……………………………34
  3）中枢組織への蓄積 …………………………………35
  4）抗精神病効果への影響 ……………………………35
 C. D_2 受容体の Ki 値と受容体阻害時間が個人反応性に及ぼす影響 …………39

III. 第2世代抗精神病薬各論 …………………………………44
 A. Risperidone ……………………………………武田俊彦……44
  1. 薬理学的基礎情報 …………………………………44
  2. 臨床的特徴 …………………………………………48
  3. 用量に関して ………………………………………48
  4. 進化した haloperidol としての使用感 ……………52
  5. 内用液（oral solution）という薬剤 ………………54
 B. Quetiapine ……………………………………武田俊彦……57
  1. 薬理学的基礎情報 …………………………………58
  2. 臨床的特徴 …………………………………………60
  3. 用量に関して ………………………………………61
  4. プロラクチン値異常とプロラクチン関連障害 ……65
 C. Perospirone ……………………………………武田俊彦……67
  1. 薬理学的基礎情報 …………………………………67
  2. 臨床的特徴 …………………………………………70
  3. 用量に関して ………………………………………73
  4. セロトニン（5 HT）1A 受容体部分刺激作用 ………74
 D. Olanzapine ……………………………………武田俊彦……75
  1. 薬理学的基礎情報 …………………………………75
  2. 臨床的特徴 …………………………………………77
  3. 用量に関して ………………………………………78
  4. 気分安定化作用 ……………………………………79
  5. 治療抵抗例への効果と用量の問題 ………………82
  6. 糖，脂質代謝異常へ与える影響 …………………84

E. Aripiprazole ……………………………………羽原俊明, 武田俊彦……86
　1. 薬理学的基礎情報 ……………………………………………………86
　2. 臨床的特徴 ……………………………………………………………88
　3. 用量に関して …………………………………………………………89
　4. 部分作動薬（partial agonisit）の精神薬理 ………………………90
　5. Tigt-sustained タイプの部分作動薬の薬理から予想される特性と臨床での印象 …………………………………………………………………92

IV. 第2世代抗精神病薬のスイッチング ……………武田俊彦……102
A. スイッチングに際しての一般的注意 …………………………………102
B. スイッチングに必要な知識と技能 ……………………………………104
　1. 抗精神病薬の等価換算の知識 ………………………………………104
　2. 第2世代薬の薬理学的特徴と至適用量域 …………………………105
　3. 第2世代薬のスイッチング時の問題点 ……………………………107
　4. 抗精神病薬の減量方法 ………………………………………………110
　5. 3種類のスイッチング方法 …………………………………………112
　6. 増強療法, 頓用薬の特性と活用法 …………………………………115
　7. 薬剤変更を円滑に行うための環境整備 ……………………………116

V. Clozapine について …………………佐藤創一郎, 武田俊彦……119
A. 薬理学的基礎情報 ………………………………………………………120
B. 臨床的特徴 ………………………………………………………………123
　1. 治療抵抗性統合失調症への適応 ……………………………………123
　2. 自殺予防効果 …………………………………………………………125
　3. 暴力に対する効果 ……………………………………………………125
　4. 認知機能への効果 ……………………………………………………126
　5. パーキンソン病への効果 ……………………………………………126
C. 副作用関連 ………………………………………………………………127
　1. 無顆粒球症 ……………………………………………………………127

2．心筋炎 ……………………………………………127
　　　3．頻脈，心電図異常 …………………………………127
　　　4．耐糖能異常 …………………………………………128
　　　5．けいれん発作 ………………………………………128
　　　6．悪性症候群 …………………………………………128
　D．無顆粒球症と臨床使用に関する制度 …………………………128
　E．新しい剤型 DHA-clozapine ……………………………………129

はじめに

　わが国の臨床現場に第2世代抗精神病薬の第1号として risperidone が登場したのが1996年である。その後，2001年に perospirone, quetiapine, olanzapine, 2006年に aripiprazole がわが国でも使用可能となった。このような第2世代薬の臨床現場への導入と並行して統合失調症治療も随分変化してきた。特に薬物療法の分野では，結果としての回復像が問われるだけでなく，急性期から維持期への回復の過程も問われるようになってきている。これは第2世代薬によってもたらされた結果ではないが，少なくとも第2世代薬の使用がその方向に拍車をかけたことには間違いない。

A. 病気からの美しい回復

　統合失調症からの回復は，症状の軽減にとどまらず，精神障害のために人間らしく生きることが困難になった人の「人間らしく生きる権利の回復」，すなわちその「全人間的復権」[1]であることには異論はないだろう。このような回復を手に入れるために薬物療法は何ができるだろうか。

　統合失調症の急性期では種々の精神症状が出現し，症状はすでに生活維持機能やコミュニケーション機能，作業遂行機能など，社会機能障害をもたらしている。そしてそれら機能障害は常に疾患と共存しており，両者は互いに影響し合うとともに，それらを取り巻く環境の影響も大いに受ける。また，治療や療養による二次的症状，二次的障害も存在する。従って治療は，環境にも目を配り，症状改善にとどまらず，これら機能障害の克服をも目標としなければならない。

　統合失調症の薬物療法の中心は，抗精神病薬である。しかし急性期症状への有効性は50〜70％であり，しかも全ての抗精神病薬には副作用が存在する。頻度は少ないが，遅発性副作用の存在も問題である。また，薬物反応性が良い場合でも，症状が十分に改善されるのに数週間を要し，急性期を過ぎたあとに何らかの残遺症状が存在することも珍しくない。薬物療法は，このような限界をわきまえつつ，急性期を含めた全治療経過をとおして，より短期間に，最小限の心身への

負担で，最大限に機能障害が改善することを目指さなければならない。そのような回復の理想型が，"美しい回復"であり統合失調症の薬物療法の目標となるものである。

　美しい回復の過程で特に強調されるべきは，治療によって利用者の健康な面を損なわないことと，利用者に潜在する回復への能力を十分に引き出すことである。副作用は最小限にくい止められるべきである。副作用は，利用者自身の心身に負担になるだけではなく，その結果として新たな機能障害を生んだり，社会的偏見の原因となったりする。症状の改善を優先しすぎるあまり副作用が増え，かえって利用者の機能を悪化させては本末転倒である。安易に副作用止めの薬剤を併用する傾向も批判されるべきであろう。それら薬剤も副作用があることを忘れてはならない。また，利用者の勇気や希望，自信，自尊心は常に尊重され，それらが失われないように配慮されなければならない。それらは，全人間的復権の糧となるばかりでなく，よりよき治療関係構築の必要条件でもある。さらに，リハビリテーションや心理教育を十分に行い，回復への能力を十分に引き出すことが必要である。利用者の薬物療法への理解や積極的参加もそのような過程をとおして育まれる[4]。

B.　美しい回復を得るために

　美しい回復を得るためには，まず薬理学的な知識を持つことである。しかし，臨床に必要な薬理学的知識は観念的知識ではなく，概念的知識である。前者が情報知に近いすれば，後者は了解あるいは納得知に近いと言える。実際に臨床現場で思考し，それまでに収集した観念的知識を現場で照合し，再構成して意味づけを与え直された知識こそが現場で役に立つ知識である。そしてこのような概念的知識になって初めて新しい構造を生み出すことが可能となる。このような新しい構造を生み出す知識，つまり応用あるいは汎化が可能となるような創造的知識の獲得とは，観念的知識が概念的知識にまで消化・再合成されて初めて可能となる。臨床的な洞察はまさにこの生産的な知識のうえに成り立つと考えられる。

　より良き薬物治療を創造していくためには，利用者自身の治療への積極的参加も重視すべきである。治療効果や有害事象の判定には主観的なものも少なくなく，処方の精度を上げるためには利用者からのフィードバックが欠かせない。利用者

の観察と判断を十分に考慮した上で，処方は決定されるべきである。そしてこの共同作業の過程で利用者の薬物療法への知識，判断の精度が上がり，自らの処方に主体的に関与できるようになるとすばらしい。全人間的復権は，治療に対する主体性の回復をも含んでいる。

　処方は，常に最適化と普遍化の方向で推敲されなければならない。最適化とは，より有効性と忍容性の高い処方へ洗練させることである。普遍化とは，治療者間のみならず利用者・治療者間でも情報を共有できるよう薬理学的に合理的で了解可能な処方にすることである。処方の単純化やアルゴリズムの利用などはこの方向性に合致する。最適化と普遍化が達成された処方は必要にして十分な処方であり，美しい処方と言うことができる。

　そして，薬物療法以外の療法も十分に使うことも必要である。薬物療法以外の生物学的療法，精神療法，心理社会的療法などを時を逸せずに治療に組み入れることは，薬物療法に必要以上に頼らないという点からも必要なことである。薬物療法は統合失調症に必須の療法だが，その限界があり，それは薬物療法以外の療法で正しく補完されなければならない。

　常に臨床家は，美しい回復，美しい処方への正義感と美意識をもつべきであろう。

C. 美しい処方と第2世代抗精神病薬

　第2世代薬が登場して10年がたち，第2世代薬に対する批判的な見直しが始まっている。このような動向によって第2世代薬の意義が失われるものではないが，薬剤固有の特性を十分に理解して適切に処方がなされれば，第1世代薬にも出番があることも確かである[2,3]。しかし，第2世代薬では錐体外路症状が少ないという共通した特徴を有している（Ⅰ章参照）。また，臨床薬理学的情報は第2世代薬になって非常に増えており，第2世代薬個々の特性は，第1世代薬間のそれよりも鮮明である。これらの点から，処方の最適化と普遍化を満たした美しい処方は，第2世代薬を外して語ることはできない。まず第2世代薬の薬理を十分に理解することが必要だろう。そこで培った創造的知識を働かせて第1世代薬を再評価し，生かせるところは活かす，そのような柔軟な考え方も今後は必要だろう。

表-1 統合失調症の薬物治療

目標
　疾患からの美しい回復
目標を達成するために
　薬理学的知識を持つ
　利用者の治療参加を重視する
　美しい処方に努める
　薬物療法以外の療法も十分に使う

文　献

1) 秋元波留夫：精神障害者リハビリテーション序説．精神障害者リハビリテーション．p.1-36，金原出版，東京，1991．
2) Jones PG, Barnes TRE, Davies L, et al.: Randomized controlled trial of the effect on quality of life of second-vs first-generation antipsychotic drugs in schizophrenia. Arch Gen Psychiatry, 63: 1079-1087, 2006.
3) McCue RE, Waheed R, Urcuyo L: Comparative effectiveness of second-generation antipsychotics and haloperidol in acute schizophrenia. Br J Psychiatry, 189: 433-440, 2006.
4) 武田俊彦：統合失調症のリハビリテーション．統合失調症．現代のエスプリ（福西勇夫編），p.130-145，至文堂，東京，2006．

（武田俊彦）

I. 第2世代抗精神病薬の意義

A. 第1世代抗精神病薬と比較したメタ解析

1. メタ解析について

　薬剤の有用性は，症状の改善度合いを示す有効性と有害事象を総合的に判断して評価される。有用性を客観的に評価する方法として臨床研究が多く行われてきた。その中でも，プラセボあるいは対照薬を基準に行われる無作為割付二重盲検比較試験はエビデンスとしての信頼性は高い。また，そのような臨床研究を複数統括して効果判定を行うメタ解析は，エビデンスとしての価値が最上位に位置づけられる研究である。

　現在我が国では，risperidone, perospirone, quetiapine, olanzapine, aripiprazoleの5種類の第2世代抗精神病薬が臨床現場で使用されている。それぞれに関して臨床研究が多く行われており，国内市場しかないperospironeを除いて，第1世代薬との有用性比較をしたメタ解析の結果が発表されている。

　メタ解析は，すでに報告されたいくつかの独立した臨床研究の結果をもとにして，同じ登録条件の症例を全体としてまとめて統計的な手法で再解析する方法である。複数の研究をまとめることにより症例数が多くなり，小さな変化も確かな有意差をもって検出できる利点があるが，集めた研究があまり質の良くない研究では当然信頼性に問題が生じる。また，多少の研究方法上の違いは無視して統合するので，研究ごとの違いがある時には解釈を慎重にすべきである。最も問題なのは，研究を文献検索で探しだしてくるので，検索にあがってこないネガティブデータは解析からもれることである。メタ解析では，ポジティブデータと同様にネガティブデータも解析上は重要なのだが，ネガティブデータは雑誌に掲載されないことが多いので現実には集積することは難しい。その結果，集積した研究数が多いほどメタ解析の結果がポジティブの方向へ傾きがちとなる。これは，出版社バイアス（publication bias）と言われるもので，このために世界規模で臨床

研究をバックアップして多くのポジティブデータを生産できる国際製薬資本は有利となる。

　第2世代薬のメタ解析に関しては，2000年にBMJに掲載されたGeddes論文[5]が議論を巻き起こした。彼らは，第2世代薬（amisulpride, clozapine, olanzapine, quetiapine, risperidone, sertindole）と第1世代薬との無作為割付比較試験を52本集積して，延べ12649例に関してメタ解析を行った。彼らは，有用性の指標として症状評価，忍容性の指標としてドロップアウト率，副作用の代表として錐体外路症状を比較のために用いた。その結果，第2世代薬の優位性は対照薬である第1世代薬の用量によって左右され，対照薬がhaloperidol等価用量で12 mg/日の以上の場合には，第2世代薬は第1世代薬と比較して有効性と忍容性の点でより優れていたが，それ以下の場合には優れているとは言えなかった。一方，用量とは関係なく錐体外路症状は第2世代薬で少なかった。しかしこの副作用での優位性が，haloperidol 12 mg/日の等価用量以下の用量では，忍容性の上昇には繋がっていなかった。Geddesらはこれらの結果から，第2世代薬に積極的な優位性を認めず，第1世代薬の使用に肯定的コメントを載せた。この論文に対しては，第2世代薬推進派からすぐさまletterで多くの批判が寄せられたが，Davis[3]によるGeddesのデータの再評価がなされるまで批判は推測の域を出なかった。

　Davisら[3]は，第2世代薬10剤に関するメタ解析を行った。研究には124本の第1世代薬を対照とした臨床研究と，18本の第2世代薬どうしの比較研究を組み入れた。彼らは，第1世代薬に対する優位性だけでなく，第2世代薬間の比較と，同時にGeddesのデータの再評価も行った。その結果，臨床研究から算出されたEffect sizeは表Ⅰ-1に示す値となった。

　Effect sizeとは，処理群の平均値と対照群の平均値の差を，標準偏差で割ったもので表される。その値は，測定単位には無関係で，標準化された効果の大きさを表し，処理群と対象群の間の差が大きいほど，あるいは標準偏差が小さいほど（つまりサンプルの値のバラツキが小さいほど）大きい。一般に統計的な意味合いは，0.1-0.3は小さく，0.4-0.6は中程度，0.7以上で高度と言われているが，haloperidol対プラセボ，あるいは第2世代薬対プラセボの有効性のeffect sizeがそれぞれ0.60[3]，0.53[4]であることから考えると，実薬どうしの効果比較で0.5以上のeffect sizeが出ることはあり得ない。参考までに，effect size=0.25

表 I-1　第2世代抗精神病薬のメタ解析

抗精神病薬	Effect size	p
Clozapine	0.494*#	2×10^{-8}
Amisulpride	0.286#&	3×10^{-7}
Risperidone	0.252#	2×10^{-12}
Olanzapine	0.211#	3×10^{-9}
Zotepine	0.146	
Sertindole	0.028	
Aripiprazole	−0.003	
Quetiapine	−0.008	
Ziprasidone	−0.038&&	
Remoxipride	−0.089	
Haloperidol	0.60**	

第1世代薬を対象とした無作為比較対照試験：124件（18272例）
第2世代薬どうしの無作為比較試験：18件（2748例）
＊：対象は第1世代薬での治療抵抗例が多い
＊＊：プラセボとの効果比較
#：clozapine，amisulpride，risperidone，olanzapine は第1世代薬と比較して有意に優れていたが，他の第2世代薬では有意差は見られなかった
&：試験3件（560例）全てポスターでのデータ
&&：試験4件中3件（1341例）はポスターでのデータ

Davis JM, et al. 2003 [3]

とは，PANSS（統合失調症の陽性陰性症状評価尺度，全30項目，1項目1〜7点で評価）で4〜6点，BPRS（簡易精神症状評価尺度，全18項目，1項目1〜7点で評価）で3〜4点の点数差に相当する[3]。我が国で行われた第III相比較試験における各第2世代薬の BPRS の改善幅は，8週間で平均7〜8点であった。

Davis らの解析では，amisulpride，risperidone，olanzapine が，effect size 0.2台で第1世代薬よりもやや高い有効性を示し，zotepine から remoxipride までは，0〜1台で，第1世代薬との有効性の差はないかごく小さいという結果だった。また，彼らは amisulpride，risperidone，olanzapine の3剤の間に有効性で有意差はないものの，10剤全体が同質の薬剤ではないと結論付けた。つまり，第2世代薬間でも有効性に差があるだろうという結論だった。さらに，Geddes 以来懸案であった対照薬の用量と有効性の関係については，Geddes 論

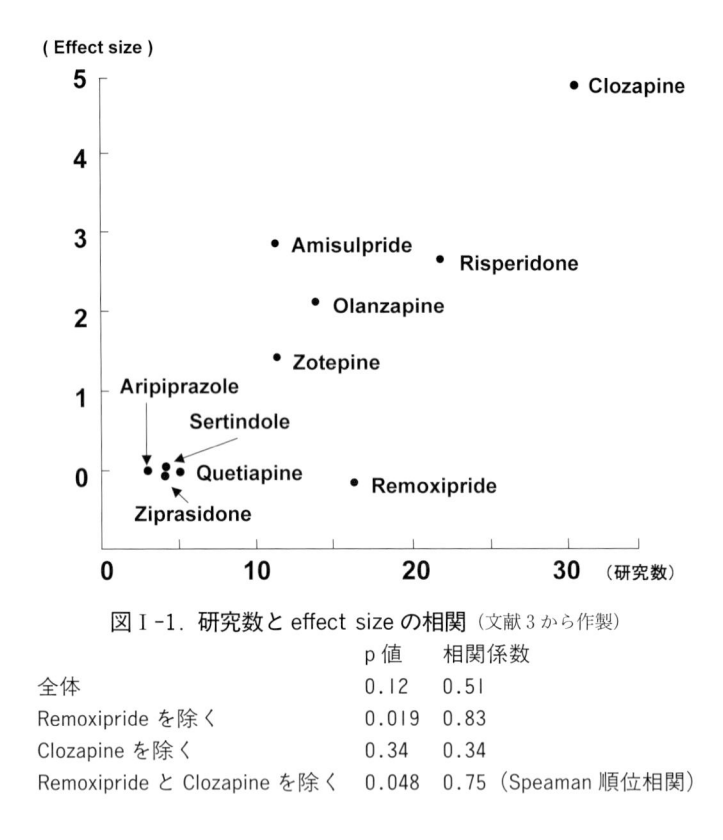

8 A. 第1世代抗精神病薬と比較したメタ解析

図 I-1. 研究数と effect size の相関 （文献3から作製）

	p値	相関係数
全体	0.12	0.51
Remoxipride を除く	0.019	0.83
Clozapine を除く	0.34	0.34
Remoxipride と Clozapine を除く	0.048	0.75 （Speaman 順位相関）

文を含めて再評価して，対照薬の用量が第2世代薬の優位性に与える影響を否定した。

Davis らの論文に登場する薬剤について，メタ解析に採用された研究数と effect size の関係をグラフ化してみると面白いことがわかる（図 I-1）。Remoxipride を除く薬剤で，研究数と effect size は強い相関を示した。Clozapine は，もともと第1世代薬に抵抗性の症例に対して用いる薬剤なので，第1世代薬との比較での effect size は大きいことが予測される。したがって，clozapine をさらに検討から除外しても依然として研究数と effect size の有意な相関は見られた。このことから何が言えるだろうか。単純に効果の高い薬剤ほど多くの臨床研究がなされると理解して良いのだろうか。確かに clozapine に関してはこの推測は是認できる。逆に，多くの臨床研究がなされるほど，effect size が大きくなる要因

はないのだろうか。

　たとえば Heres らの調査[6]では，MEDLINE などで検索された製薬企業の資金提供による第2世代薬どうしの臨床比較研究33件で，その90％の研究で資金を出した企業の薬剤の臨床的優位性が証明されていた。Perlis ら[12]は，精神科領域の雑誌に掲載された162件のプラセボとの無作為二重盲検試験を調査した。その結果，製薬企業から資金提供を得て行われた研究の中でも，企業関係者が試験に参加した研究では，参加していない研究よりも新薬の優位性が証明される確立が4.9倍高いことが有意差をもって示された。もちろんこの傾向は，第2世代薬対第1世代薬での比較研究でもいえることだろう。これは先に述べた出版社バイアスとは別の問題である。穿って考えれば，多くの臨床研究に対して資金提供や関係者の送り込みができる体制を持つ企業の薬剤が，臨床研究ひいてはメタ解析で有利なのかも知れない。作為ではないにせよ，エビデンスが一部の薬剤に有利に作られる可能性も否定できないということだ。

　逆に，臨床研究が10本以下では，まだ確定的なことは言えないのかも知れない。その意味で，aripiprazole, quetiapine, ziprasidone は今後の研究を注視する必要がある。Remoxipride や zotepine については，研究数が10本を越えているにもかかわらず評価はあまり高くない。このような評価の信憑性は皮肉にも高いといえるかも知れない。Zotepine は我が国で開発された抗精神病薬で，ヨーロッパでは第2世代薬に分類されている。Remoxipride は clozapine 同様にドーパミン2（D_2）受容体への低親和性を示す benzamide 系抗精神病薬であるが，現在は市販されていない。

　また，第1世代薬を対照とした試験では，全ての第2世代薬で haloperidol を対照薬とした臨床試験が行われている。Haloperidol は，確かに全世界で信頼性が高く使用頻度の高い薬剤である。しかし D_2 受容体に対して高親和性で持続的な阻害を示すという特徴は，第1世代薬の中でも中核的ではなく薬理学的には非常に個性的な薬剤で，第1世代薬の中でもとりわけ錐体外路症状が生じやすい薬剤と言える。その，haloperidol が対照薬として多用されていることも慎重に評価する必要がある。

　2003年に Lancet に掲載された Leucht のメタ解析[11]では，第1世代低力価薬と第2世代薬の有用性比較が行われた。31の臨床研究，2320人のデータを統合して，錐体外路症状が出現した割合，反応が不十分な患者の割合をリスク差で検

証した。その結果，clozapine に関しては第1世代薬と比較して錐体外路症状が少なく有用性が高いと評価できた。しかし amisulpride, olanzapine, quetiapine, remoxipride, risperidone, zotepine に関しては錐体外路症状での優位性は証明されなかった。有効性に関しては，olanzapine, quetiapine, risperidone で証明された。この研究では，採用された論文が amisulpride, quetiapine, risperidone ではそれぞれ1つしかなく，結果の解釈には慎重を要するが，第1世代低力価薬と比較した場合には，haloperidol と比較した場合よりも錐体外路症状での第2世代薬の優位性はかなり薄れる結果となりそうである。

第2世代薬の登場によって第1世代薬の使用頻度は徐々に減少しつつある。しかし，第1世代薬の価値が全くなくなったわけではない。Haloperidol 以外の多くの第1世代薬と第2世代薬との比較はほとんどなされていないのが現状である。わが国で開発された mosapramine は，わが国での第2世代薬開発時に第Ⅲ相比較試験の対照薬として使用されて haloperidol よりも好ましい結果を残した。このようにまだ十分に評価が尽くされておらず，使用法によっては有用な第1世代薬があることも忘れてはならない。

2．陽性症状への効果

このように臨床研究やメタ解析については，常に批判的に評価する必要がある。そのことを念頭に置きつつ研究報告が多い risperidone, olanzapine, quetiapine で症状群，錐体外路症状ごとに解析されたメタ解析の結果を見ると，急性期治療において risperidone と olanzapine は第1世代薬と比較して，BPRS 改善度や陽性症状改度は同等かやや優性（effect size≦0.11）[9,16] であった。一方，統計的な有意差検定の結果は，危険率が p＜0.0001〜0.015 で，高い信頼性をもって有意差がみられた。つまり結果を総合すると，risperidone と olanzapine は，BPRS 改善度や陽性症状改度において第1世代薬と比較した場合，かなりの信頼性をもって有効性が高いが，その差は存在しても非常に小さいと言える。Quetiapine では effect size，有意差検定ともに値が小さく第1世代薬との差は見られなかった。しかし，risperidone や olanzapine では総合した症例数が 2300〜3000 なのに対して quetiapine では 500〜600 程度だったので，今後 positive data が集積されると結果が変わる可能性はある。

陽性症状に関して治療抵抗性の統合失調症に対する効果はどうだろうか。2001

年のChakosの総論[1]では，第2世代薬が治療抵抗例に対してclozapine同等またはそれ以上の効果を有することに関して否定的であった。2003年に発表されたDavisのメタ解析[3]では，clozapineの治療反応性は用量依存性があり，それまでの第2世代薬との比較試験では，400 mg/日以下の過度に低いclozapine用量が用いられていたことが問題視されている。Clozapineの400 mg/日を用いて血中濃度と反応性を調べると，血中濃度の高い患者では良好な反応性が得られたのに対して，低い患者では良好な反応が得られなかった。このことから，多くの治療抵抗性の患者には400 mg/日以上の用量が必要なことが示唆されている。実際，clozapine使用に関するガイドライン[7]でも，急性期での推奨用量は，初発例で300〜500 mg/日，再発例で400〜600 mg/日である。したがってDavisらは，適切な用量のclozapineを用いた場合，clozapineは他の第2世代薬を凌ぐだろうと結論している。

3．陰性症状への効果

陰性症状に対しては，risperidoneとolanzapineは第1世代薬と比較してやや優性（effect size≦0.20）[9,16]であった。危険率は$p<0.025〜0.00001$であり，結果としてはBPRS改善度や陽性症状改度よりは改善度は大きいと言えるが，臨床的十分に意味のある改善とまでは言い難い。Quetiapineに関しては，症例数も少なくメタ解析としては確定的なことは言えないが，現時点で第1世代薬に対する陰性症状での優位性は証明されていない[9,16]。さらにこれらの評価には，錐体外路症状などによってひきおこされる二次性の陰性症状が，第1世代薬よりも少ないことに由来する第2世代薬の優位性も含まれることを忘れてはならない。

4．認知機能障害への効果

認知機能障害に対する改善に関してはどうであろうか。この分野における第2世代薬の優越性もセンセーショナルなものでなくなってきている。陰性症状同様，認知機能の評価には錐体外路症状の影響が入りやすい。したがって，錐体外路症状の少ない第2世代薬が評価上有利であることは念頭に置くべきであろう。2006年米国のシカゴで行われた国際神経精神薬理学会（CINP）においても，それまでの第2世代薬の認知機能改善効果に対して再評価が行われた。特に注目すべき点は，risperidoneやolanzapineを中心に行われてきた認知機能に関する試験結

果が，年を経るにつれて第1世代薬との効果差がなくなってきている点である。Woodwardのメタ解析の結果[17]では，haloperidolとの全般的な認知機能の効果差は2006年時点でeffect size 0.17（p＜0.001）と小さい値でしかなかった。個々の認知機能のeffect sizeは，学習0.19，処理速度0.20，言語流暢性0.17，運動機能（motor skill）0.20，遅延想起（delayed recall）0.11であった。このようなeffect sizeの低下の背景は十分に解明されてはいない。かつては対照薬のhaloperidolの用量が20 mg/日を越える高用量の研究もみられたが，最近の研究ではそのような度を越えた高用量を対照群に用いるようなことはしない。Woodwardの解析では，このような対照薬の用量変化はeffect sizeの減少には関係がなかった。むしろ第2世代薬が普及して，研究開始時既に第2世代薬を服用していた患者の割合が増えてきていることによる改善幅の減少が影響しているのかも知れないが，詳細は不明である。

2006年に発表されたKeefeの論文[8]では，414例の統合失調症と統合失調感情障害を対象にして，olanzapine（平均12.3 mg/日，5〜20 mg/日），risperidone（平均5.2 mg/日，2〜10 mg/日），haloperidol（平均8.2 mg/日，2〜19 mg/日）で治療が行われた。52週にわたる二重盲検試験の結果は，改善した認知機能の項目に薬剤間で違いがあるものの，3剤とも有意な改善が見られ，認知機能に関する3剤の有効性に差がないというものであった。研究に参加したのは，参加時にPANSSの陽性尺度の少なくとも2項目で4点以上の症状を有する患者群で，その意味では急性期からの研究であり認知機能障害の改善も見込める患者群であった。しかし，研究前に服薬していなかった患者群が14〜19％いた一方，結局研究前と同じ薬剤に割り付けられた患者群も26％存在し，研究結果の解釈には慎重を要す結果となってしまっていた。

このように認知機能障害に関して第2世代薬の第1世代薬に対する優位性は，研究上の制約があるものの，陰性症状同様かそれよりも多少良い程度が見込まれる。今後，認知機能障害への第2世代薬の特性を明らかにするためには，前薬の影響をなるだけ排除して，最適な用量での比較研究がなされていかなければならない。

5．再発予防効果

Leuchtは，それまでになされた1年間の再発予防研究を総覧した[10]。彼らは

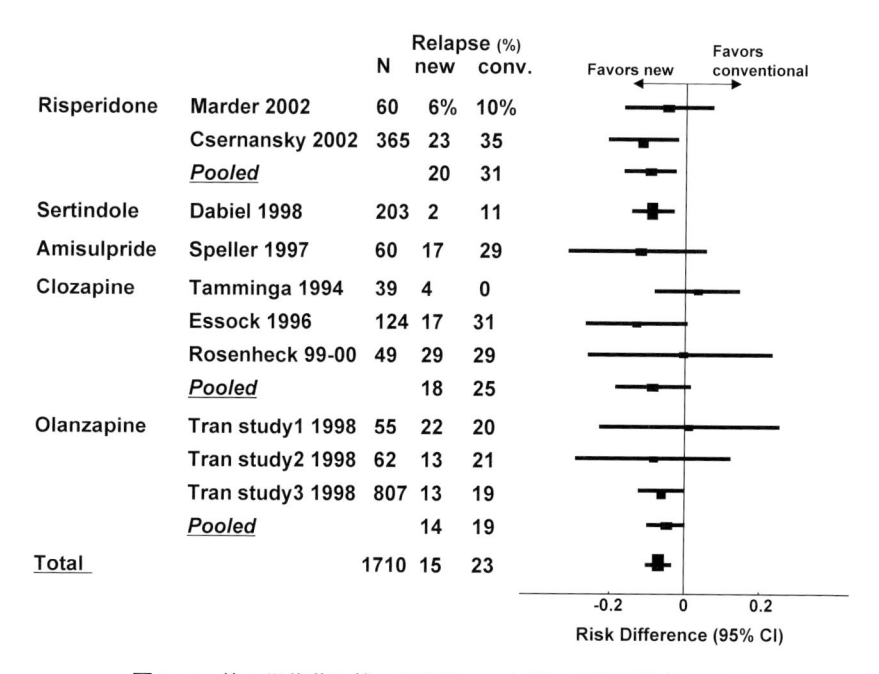

		N	Relapse (%) new	conv.
Risperidone	Marder 2002	60	6%	10%
	Csernansky 2002	365	23	35
	Pooled		20	31
Sertindole	Dabiel 1998	203	2	11
Amisulpride	Speller 1997	60	17	29
Clozapine	Tamminga 1994	39	4	0
	Essock 1996	124	17	31
	Rosenheck 99-00	49	29	29
	Pooled		18	25
Olanzapine	Tran study1 1998	55	22	20
	Tran study2 1998	62	13	21
	Tran study3 1998	807	13	19
	Pooled		14	19
Total		1710	15	23

図 I-2　第2世代薬と第1世代薬の1年間の再発予防効果比較
Leucht S, et al. Am J Psychiarty, 160：1209-1222, 2003

　1年後の再発率から各薬剤のリスク差を算出して，95％信頼区間を示した（図 I-2）。この信頼区間が0をまたがなければ，$p<0.05$ で有意差があることを示しているが，それが達成できた研究は，risperidone の Csernansky（2002）の研究と sertindole の Dabiel（1998）の研究だけだった。この2つの研究の症例数が多かったために，第2世代薬全体でも有意に第2世代薬の方が再発予防効果が勝る結果となったが，再発予防率の差（95％信頼区間）はせいぜい4～12％程度で臨床的には非常に微細な差でしかなかった。しかもこの再発予防における優位性は，薬効自体のためではなく，錐体外路症状などが少なく忍容性が高いためにアドヒアランスが第2世代薬で良好なためである可能性が高い。
　100％のアドヒアランスが達成できた場合，第1世代薬でどれほどの再発率があるのだろうか。第1世代薬による維持療法の研究で，持効性注射剤を用いた低用量研究がある。そこで対照として用いられる常用量群は，第1世代薬の100％

表 I-2　第1世代持効性注射薬による維持療法

薬　剤		再発率		
		1年	2年	
Kane	FD 12.5-50 mg/2 w	14 %		Arch Gen Psychiatry, 40 : 893, 1983.
Marder	FD 25 mg/2 w		36 %	Arch Gen Psychiatry, 44 : 518, 1987.
Johnson	FXD 8-40 mg/2 w	10 %		Br J Psychiatry, 151 : 634, 1987.
Hogaty	FD 25 mg/2 w		24 %	Arch Gen Psychiatry, 45 : 797, 1988.
Davis	HD 200 mg/4 w	15 %		J Clin Psychiatry, 54 (suppl 3) : 24, 1993.
Inderbitzin	FD 23.6 mg/2 w	24 %		Arch Gen Psychiatry, 151 : 1753, 1994.
Schooler	FD 12.5-50 mg/2 w	20 %	25 %	Arch Gen Psychiatry, 54 : 453, 1997.
Carpenter	FD 25 mg/2 w	44 %		Am J Psychiatry, 156 : 412, 1999.
Kane	HD 100 mg/4 w	23 %		Am J Psychiatry, 159 : 554, 2002.
	HD 200 mg/4 w	15 %		

FD : Fluphenzine decanoate, HD : Haloperidol decanoate, FXD : Flupenthixol decanoate

服薬遵守群といえる群である。さらに，これら研究で対象とされる患者群は，既に十分なアドヒアランスと病状安定が確認された患者群であるから，常用量群は第1世代薬による維持効果が最大限に引き出される条件が整った患者群といえる。その群での1年再発率は15～25 %，2年再発率は25～35 %と言われており（表I-2），この値を第2世代薬と言えども超えることは容易なことではない。

6．有害事象

今まで述べてきたように，有効性に関しては第1世代薬と大きな差がない第2世代薬ではあるが，錐体外路症状に関しては明らかに第1世代薬よりも勝っている。Quetiapine と olanzapine では，錐体外路症状が第1世代薬と比較して少ないことはほぼ確実（effect size＝0.34～0.56，p＜0.001～0.000001）[9,16]である。Risperidone は，effect size＝0.16～0.39，p＜0.0001～0.000001[9,16]で，結果にバラツキが見られた。Risperidone は用量依存性に錐体外路症状が増加することが知られており，用量幅の異なる臨床研究が解析に組み込まれていることがバラツキの原因と考えられる。さらに第2世代薬では，遅発性EPSの出現頻度も第1世代薬と比較して明らかに少ないことが分かっている[2]。Aripiprazole の錐体外路症状は，risperidone・perospirone 群と quetiapine・olanzapine 群の中間

に位置すると考えられる（図Ⅲ-3）。

さらに第2世代薬の登場によって再認識された問題もある。肥満や糖尿病，脂質代謝異常の問題，目覚め現象やそれに伴う自殺念慮の問題，プロラクチンの上昇と性機能障害の問題，高い薬価などである。肥満，代謝異常，高プロラクチン血症に関しては，むしろ一部の第2世代薬の方が第1世代薬よりも異常をきたすこともある。これらは利用者の生活の質やアドヒアランスに関わる事柄であり，決して侮れない問題である。われわれは第2世代薬の長所と短所をしっかりわきまえて使いこなしていかなければならない。

B. 第2世代薬の臨床的意義は

第2世代薬は，急性期の有効性も維持療法期の再発予防効果も第1世代薬と比較してそう大きく違いのある薬剤ではない。最も大きな違いは急性錐体外路症状（急性EPS）の少なさである。そして，この急性EPSの少なさから導き出されるメリットは実に大きい（図Ⅰ-3）。

まず，急性EPSそのものの症状である運動，姿勢，構音などの障害が第1世

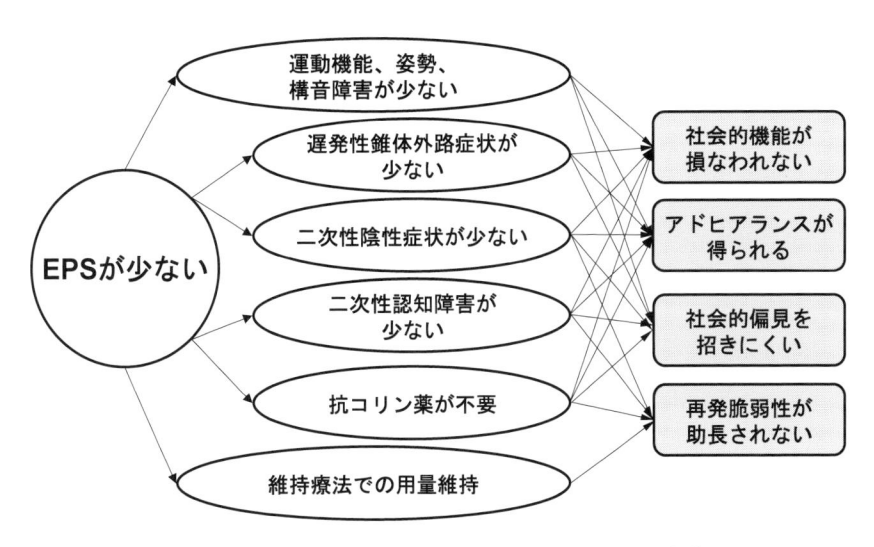

図Ⅰ-3　急性錐体外路症状（EPS）が少ないことの意義

表I-3 抗コリン性副作用

自律神経症状	口渇，便秘，尿閉，麻痺性イレウス
中枢神経系症状	眠気，記銘力障害，かすみ目，気分高揚
抗コリン性脳症	せん妄
乱用，依存，長期使用	巨大結腸症，唾液腺の非可逆的変化，遅発性ジスキネジアのリスクファクター

代薬と較べて少ないことによって，生活機能が保たれるだけでなく，利用者の外観や会話が損なわれることが少なくなる。EPSによる独特の外観や構音障害は，それ自体が周囲からの偏見の対象となるので十分な配慮が必要である。また，急性EPSは遅発性EPS発症のリスクファクターであり[14]，実際に第2世代薬による遅発性EPSは第1世代薬に較べて少ない。遅発性EPSも，急性EPS同様に生活機能や外観，会話に影響があり，しかも一度発症すると難治なのでその発生が少ないことは長期的な生活の質を保つ点で重要である。また，急性EPSは二次性に陰性症状や認知機能障害を惹起する。したがって，急性EPSが少ないことによって，それら二次性の障害が発生する危険性も少なくなる。

さらに，急性EPS予防のために用いられる抗コリン薬を減量・中止することができる。このメリットも大きい。抗コリン作用には，口渇や便秘などの末梢系の副作用以外にも，記銘力障害を主とした認知障害，せん妄，気分高揚，眠気などの中枢神経系の副作用（表I-3）も存在し，その使用は極力控えるべきである[14]。このような副作用のために，処方全体の忍容性が低下したり，大量の下剤が必要となり服薬の錠数や回数が増えてしまうことは是非とも避けたい。また，稀だが抗コリン薬の大量長期使用は，腸管や唾液腺に非可逆的変化をもたらす可能性がある。さらに，その長期連用は遅発性ジスキネジアのリスクファクターとも言われている[14]。これは，抗コリン薬そのものの障害性のためか，抗コリン薬を長期使わざるを得ない急性EPSの持続状態が問題なのかは明らかになっていないが，遅発性の副作用は難治性であるので十分な配慮が必要である。

第2世代薬は，急性EPSが生じにくいために治療用量を十分量使用することができる。特に再燃予防の点では，再燃と用量にはある程度の用量依存性があるので，重篤な副作用なく十分な用量を維持できる抗精神病薬は再燃予防の点で有利である。

このように，心身の機能が薬物療法によって損なわずに十分量を処方できる第2世代薬の使用は，結果として社会的機能を損なわず，アドヒアランスを保ち，利用者が偏見を招くのをくい止め，再燃脆弱性が食い止められる方向へ働く。第2世代薬を使用していくことは，今を改善するだけでなく，将来をよりよくするための布石としての意味合いもあると言えよう。

　第1世代薬でも，症例を選び，薬剤を吟味し，用量を十分に制限すれば第2世代薬同様のメリットを引き出すことも可能かも知れない。しかし第2世代薬の登場によって，第1世代薬よりもより容易に，より広い患者層に抗精神病薬を適切な処方をすることが可能になった。

　今後さらに，中枢神経の脱落をくい止める神経保護作用のような第2世代薬固有の有用性が生体レベルで証明されると，第2世代薬の意義はさらに強化されるだろう。このような第2世代薬の長所が最大限に生かされるように，個々の薬剤の特性を理解して使用しなければならない。

文　献

1) Chakos M, Lieberman J, Hoffman E, et al.: Effectiveness of second-generation antipsychotics in patients with treatment-resistant schizophrenia: a review and meta-analysis of randomized trials. Am J Psychiatry 158: 518-526, 2001.
2) Correll CU, Leucht S, Kane JM: Lower risk for tardive dyskinesia associated with second-generation antipsychotics: a systematic rewiew of 1-year studies. Am J Psychiatry, 161: 414-425, 2004.
3) Davis JM, Chen N, Glick ID: A meta-analysis of the efficacy of second-generation antipsychotics. Arch Gen Psychiatry, 60: 553-564, 2003.
4) Fleischhacker WW, Czobor P, Hummer M, et al.: Placebo or active control trials of antipsychotic drugs. Arch Gen Psychiatry 60: 458-464, 2003.
5) Geddes J, Freemantle N, Harrison P, et al.: Atypical antipsychotics in the treatment of schizophrenia: systematic overview and meta-regression analysis. BMJ, 321: 1371-1376, 2000.
6) Heres S, Davis J, Maino K, et al.: Why olanzapine beats risperidone, risperidone beats quetiapine, and quetiapine beats olanzapine: An exploratory analysis of head-to-head comparison studies of second-generation antipsychotics. Am.J.Psychiatry, 163: 185-194, 2006.
7) Kane JM, Leucht S, Carpenter D, et al.: The expert consensus guideline series. optimizing pharmacologic treatment of psychotic disorders. J Clin Psychiatry 64

(suppl 12), 2003.
8) Keefe RSE, Young CA, Rock SL, et al.: One-year double-blind study of the neurocognitive efficacy of olanzapine, risperidone, and haloperidol in schizophrenia. Schizophr Res, 81 : 1-15, 2006.
9) Leucht S, Pitschel-Walz G, Abraham D, et al.: Efficacy and extrapyramidal side-effects of the new antipsychotics olanzapine, quetiapine, risperidone, sertindole compared to conventional antipsychotics and placebo. A meta-analysis of randomized controlled trials. Schizophr Res 35 : 51-68, 1999.
10) Leucht S, Barnes TRE, Kissling W, et al.: Relapse prevention in schizophrenia with new-generatuon antipsychotics : A systematic review and exploratory meta-analysis of randomized, controlled trials. Am J Psychiatry, 160 : 1209-1222, 2003
11) Leucht S, Wahlbeck K, Mamann W, et al.: New generation antipsychotics versus low-potency cnventional antipsychotics : a systematic review and meta-analysis. Lancet, 361 : 1581-1589, 2003.
12) Perlis RH, Perlis CS, Wu Y, et al.: Industry sponsorship and financial conflict of interest in the reporting of clinical trials in psychiatry. Am. J. Psychiatry, 162 : 1957-1960, 2005.
13) Serretti A, Ronchi DD, Lorenzi C, et al.: New antipsychotics and schizophrenia : a review on efficacy and side effects. Current Medicinal Chemistry 11 : 343-358, 2004.
14) 武田俊彦：抗精神病薬による錐体外路症状の診断，治療，予防．臨床精神薬理, 5 : 47-55, 2002.
15) Tandon R, Jibson MD : Safety and tolerability : how do second-generation atypical antipsychotics compare ? Current Psychosis & Therapeutics Repots 1 : 15-21, 2003.
16) Tissot, M. C. G. and Elkis, H.: The efficacy and tolerability of second generation antipsychotics in the treatment of schizophrenia : Meta-analysis. Schizophr Res, 53 : 20, 2002.
17) Woodward ND : A meta-analysis of neuropsychological change with second generation antipsychotics in schizophrenia. Int J Neuropsychopharmacology, 9 : (suppl.1) 49, 2006.

(武田俊彦)

II. 抗精神病薬の薬理学的特徴

A. 解離定数（Ki 値）と用量換算 Ki 値

抗精神病薬の作用や有害事象の多くは，薬剤が中枢や末梢の神経伝達物質の各種受容体へ結合し，その伝達に影響を与えることによって発現している。表II-1には抗精神病効果に関連する受容体，表II-2には忍容性や副作用に関連する受容体を示した。特にドーパミン系受容体，中でもドーパミン D_2 受容体阻害作用は，抗精神病作用で重要な役割を担っている。

抗精神病薬による受容体阻害を示す指標として，解離定数（Ki 値）と受容体占拠率がよく用いられる。Ki 値は式1で表される薬剤固有の定数である。この場合，[A] は受容体付近の薬物濃度，[R] は薬物が結合していない受容体濃度，

表II-1 抗精神病薬の効果と関連する受容体

陽性症状	D_2, NMDA?
陰性症状	D_2, $5HT_{2A}$?, $5HT_{2C}$?, NMDA?
認知機能障害	D_2, D_1?, $5HT_{1A}$, $5HT_{2A}$?, $5HT_{2C}$?, mACh, NMDA
抑うつ症状	α_2, $5HT_{1A}$, 5HT reuptake site, imipramine-binding site, D_2?
抗不安	$5HT_{1A}$, H_1, D_2?, $5HT_6$?
鎮静	H_1, D_2, α_1

表II-2 抗精神病薬の忍容性や副作用に関連する受容体

急性錐体外路症状	D_2, $5HT_{2A}$, mACh, σ
過鎮静，ねむけ	H_1, α_1, mACh
低血圧	α_1
抗コリン作用	mACh
プロラクチン上昇	D_2, $5HT_{2A}$
過食，体重増過	H_1, $5HT_{2C}$?
遅発性錐体外路症状	D_2?, $5HT_{2A}$?

$$式1 \cdots [A] \times [R] = Ki \times [AR]$$

$$式2 \cdots [Rt] = [R] + [AR]$$

$$式3 \cdots \underbrace{\frac{[AR]}{[Rt]}}_{受容体占拠率} = \frac{1}{\dfrac{Ki}{[A]} + 1}$$

Ki
等価用量mol
用量換算ki値

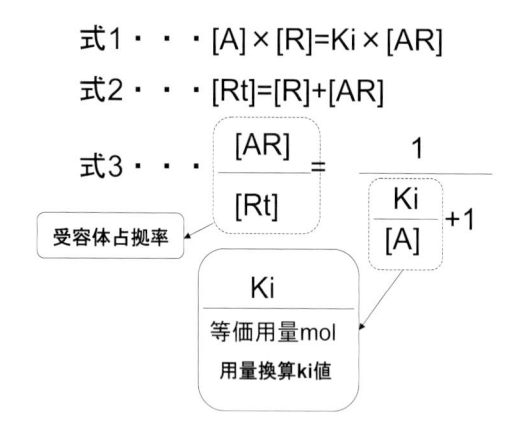

　[AR] は薬物が結合している受容体濃度である。全受容体濃度 [Rt] は式2で表されるので，式1と式2から式3が導かれる。式3の左辺は受容体占拠率を表している。すなわち，特定の組織での受容体占拠率は受容体付近の薬物濃度とKi値が分かれば，計算で求めることが可能である。もちろん，現実には中枢組織のシナプス間隙の薬物濃度を実測することは不可能である。また，受容体阻害には活性代謝物の影響もあるので，式3を直接日常臨床で応用することはできない。ちなみに，式3の左辺に0.5すなわち50％をいれてKi値を解くとKi=[A] となる。つまり，Ki値は受容体占拠率が50％となる薬物濃度であり，ほとんどは細胞膜分画などの受容体を含んだ資料を用いて，*in vitro* の実験系で算出される。

　Ki値はあくまでも，1個の薬物分子に対する1個の受容体の関係性の指標である。したがって，2種類の薬剤間での受容体をめぐる競合，内因性伝達物質分子と薬剤分子の受容体をめぐる競合は，このKi値で推測が可能である。近年，D_2 受容体に対して，内因性ドーパミンよりも親和性が高い（内因性物質のKi値＞薬剤のKi値）結合を固い結合（tight binding），その逆（内因性物質のKi値＜薬剤のKi値）を緩い結合（loose binding）というが，それらはKi値に基づく表現である（図II-1）。

　生体のドーパミン伝達系では，サージと呼ばれる大量伝達の波がしばしば生じている。Haloperidol のような tight binding の抗精神病薬は，D_2 受容体に結合

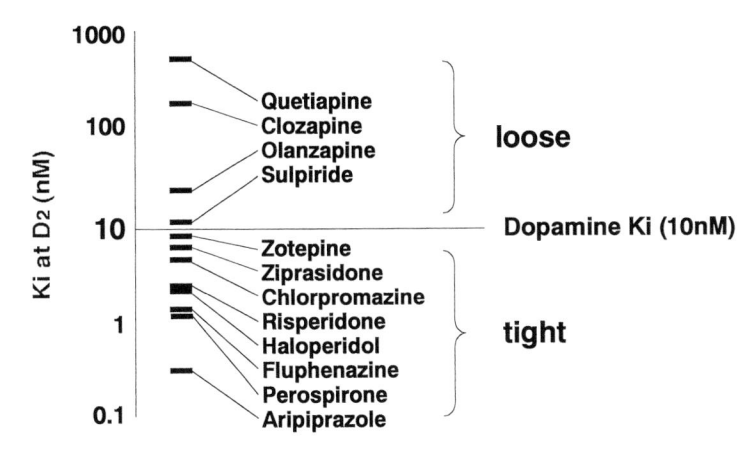

図II-1 抗精神病薬のD₂阻害作用 Tight or Loose Binding

している状態で，この生理的なサージをほぼ完全に阻害している。それは，ドーパミンよりも haloperidol の方が D₂ 受容体への親和性が強く，容易にはドーパミンと置換しないからである。しかし，clozapine のような loose binding の抗精神病薬は，ドーパミンと分子どうしの1対1の競合ではドーパミンに負けるので，ドーパミンよりも高濃度に D₂ 受容体に接近することで何とか D₂ 受容体に結合している。ところが，もともとドーパミンよりも親和性が低いので，大量のドーパミンの波が打ち寄せると簡単に D₂ 受容体を明け渡してしまう。そして，波が終わるとまた D₂ 受容体に結合するという律動的な D₂ 阻害を行っている。このようなドーパミン伝達への寛容さ（tight binding が絶対的な阻害とすれば，loose binding は，相対的な阻害）が，loose binding の抗精神病薬が，錐体外路症状系副作用が少なく，抗精神病薬由来の認知障害が少ない理由ではないかという議論もある[33]。実際，haloperidol 5 mg/day と抗精神病薬効果が同じ用量（等価用量）[13,15,28]の mol 数は，risperidone と quetiapine 間で約50倍，risperidone と clozapine の間で約100倍の開きがある（表II-3）。Tight binding の薬剤と loose binding の薬剤では，使用する薬物濃度にかなりの違いがあるということである。

　臨床効果と受容体阻害状況の関連性を研究する方法として，PET（positron emission tomography）がある。D₂ 受容体に関して PET 研究で取り上げられる

A. 解離定数 (ki 値) と用量換算 ki 値

表II-3　抗精神病薬の等価用量とそのモル数

	等価用量*(mg)	分子量	等価用量(nmol)
Risperidone	3	410.5	7308
Perospirone	20#	499.1	40070
Quetiapine	325	883.1	368000
Olanzapine	10	312.4	32010
Haloperidol	5	375.9	13300
Aripiprazole	10	448.4	22300
Zotepine	175##	331.9	527200
Clozapine	250	326.8	765000

*：文献[15] から引用
#：本邦第三相比較対照試験[28] で用いられた haloperidol：perospirone＝1：4 を採用。
##：文献[13] から haloperidol：zotepin＝5：165 を算出し，錠剤で投与可能な 175 mg を採用。

のは D_2 受容体占拠率である。これは，生体に抗精神病薬を投与し，その未変化体と活性代謝物が中枢 D_2 受容体総数の何パーセントに結合しているかを実際に測定し算出したものである。多くの研究では，中枢 D_2 受容体の測定部位として線条体が用いられる。方法論にはまだ議論の余地がある研究方法だが，現在中枢での D_2 受容体阻害を直接的に測定することができる唯一の方法である。そして，一連の PET 研究から，統合失調症の薬物療法で，臨床効果があってしかも錐体外路症状が生じない至適 D_2 受容体占拠率は 60〜80％と考えられている[16,29]。このように，受容体占拠率は臨床用量での受容体阻害効果を推測する指標であり，ここでは tight か loose かは問題とならない。

われわれが抗精神病薬間の各種受容体阻害のプロフィールを比較するときに最も欲しい情報は，受容体に対する Ki 値よりもむしろ臨床用量での各種受容体の受容体占拠率である（表II-4）。対象となる受容体は多岐にわたり中枢にも末梢にも存在する。全て薬剤で全ての受容体に対して PET を行うことは不可能であり，何らかの新たな考え方が必要である。

そこで考え出されたのが用量換算 Ki 値である。式3の左辺は受容体占拠率を示しているので，右辺の受容体付近の薬物濃度 ［A］が分かれば，受容体占拠率を算出することが可能である。しかし ［A］を臨床現場で測定することは不可能

表II-4 解離定数と受容体占拠率

解離定数（Ki 値）
受容体への親和性の指標
全受容体の 50％に結合する濃度に等しい
薬剤（1分子）の指標
臨床用量での薬剤間比較ができない
受容体占拠率
臨床用量での阻害効果が分かる
tight と loose の区別ができない

なので，それと比較的相関が期待できる臨床等価用量のモル数（eqA mol）で代用し，Ki/eqA 値（用量換算 Ki 値）を求めた（**表II-5，図II-2a, 2b**）。この用量換算 Ki 値から直接受容体占拠率を算出することはできないが，占拠率の傾向は知ることができる。**表II-5** には，Ki 値との比較を容易にするために Ki (nM)/eqA (mol) を 10^5 倍して表示した。この用量換算 Ki 値の長所は，簡単に各薬剤，各種受容体の受容体阻害状況が算出でき，臨床用量での薬剤間の比較が可能な点である。今まで PET 研究で行われていなかった，中枢性の受容体，さらには末梢性受容体においても比較が可能である。特に，高濃度を用いる薬剤の各種受容体への影響を，根拠をもって予測することは必ずしも容易でなかった。しかし，この用量換算 Ki 値では，未変化体のみを対象とし，活性代謝物の影響は反映されない。また，[A]：eqA mol の比率が薬剤間でほぼ一定であるとの前提にたち，腸管からの吸収，肝臓などによる初期通過効果の影響，血管脳関門通過に関して薬剤間の差異を勘案していない。したがって，sulpiride のように血管脳関門通過性の悪い薬剤では中枢作用を正しく評価できない。また，式3からわかるように，用量換算 Ki 値は受容体占拠率に算出した数値だが，[A]：eqA mol の比率が不明なのでそこから受容体占拠率を推測することができず，受容体阻害の強弱を示す薬剤間の相対的な比較の数値にはなるが，Ki 値のようにその数値自体が独立して何らかの意味をもつものではない。

1. ドーパミン（D_2）受容体

D_2 受容体への結合を，Ki 値で loose binding と tight binding に分類すると，

24　A. 解離定数（ki 値）と用量換算 ki 値

表II-5　抗精神病薬の解離定数（Ki 値#）と haloperidol 5 mg 等価用量##の用量換算 Ki 値###

Ki（nM）	D_2	$5HT_{1A}$	$5HT_{2A}$	$5HT_{2C}$	H_1	mACh	α_1	$5HT_{2A}$占拠率***
Risperidone	8.5	570	0.71	66	27	>14000	3.1	
	6.2	42.0	0.52	48	20	>10000	2.3	96.5
Perospirone	0.35	0.72	0.15	1.4	0.45	>250	4.2	
	1.4	2.9	0.61	5.5	1.8	>1000	17	84.3
Quetiapine	11	8.7	2.6	100	0.06	28	1.5	
	390	320	96	3800	2.2	1020	55	90.5
Olanzapine	6.6	850	0.78	2.2	0.2	8.1	19	
	21	2720	2.5	7.1	0.65	26	60	95.1
Aripiprazole	1.5	7.6	15	67	270	>4500	260	
	0.34	1.7	3.4	15	61	>1000*	57	18.9
Haloperidol	1.4	1100	150	7500	590	3500	14	
	1.8	1500	196	>10000	790	4670	19	2.1
Zotepine	0.15	5.3	0.049	0.061	0.063	6.3	0.15	
	8	280	2.6	3.2	3.3	330	7.3	87.8
Clozapine	1.9	1.9	0.13	0.17	0.003	0.44	0.3	
	147	145	9.6	13	0.23	34	23	97.3

#：下段斜字で表示　Perospirone は文献[28]，zotepine は文献[31]，aripiprazole は文献[1] それ以外は文献[21] から引用。
##：表II参照
###：上段太字で表示　用量換算 Ki 値＝[Ki（nM）/daily dose（mol）]×10^5
*：IC50 bpvine
**：文献[32] から引用
***：D_2 受容体占拠率が 70％のときの $5HT_{2A}$ 受容体占拠率

clozapine, quetiapine, olanzapine は loose binding に属し，risperidone, perospirone, aripiprazole, haloperidol, zotepine は tight binding に属する。前者にはそれ以外にも，sulpiride や抗うつ薬である amoxapine，我が国では発売されていないが第2世代薬である sertindol や amisulpride が属する。そして fluphenazine, chlorpromazine など多くの第1世代薬が後者である。Ki 値で示される D_2 受容体親和性には薬剤間で大きな差異が見られる。しかし，用量換算 Ki 値ではその差は縮まり，loose binding の clozapine や quetiapine でも，risperidone や olanzapine に近い値となっている（表II-5, 図II-2a）。これは，抗精神病薬効果が主に D_2 受容体阻害によってもたらされ，用量換算 Ki 値が D_2

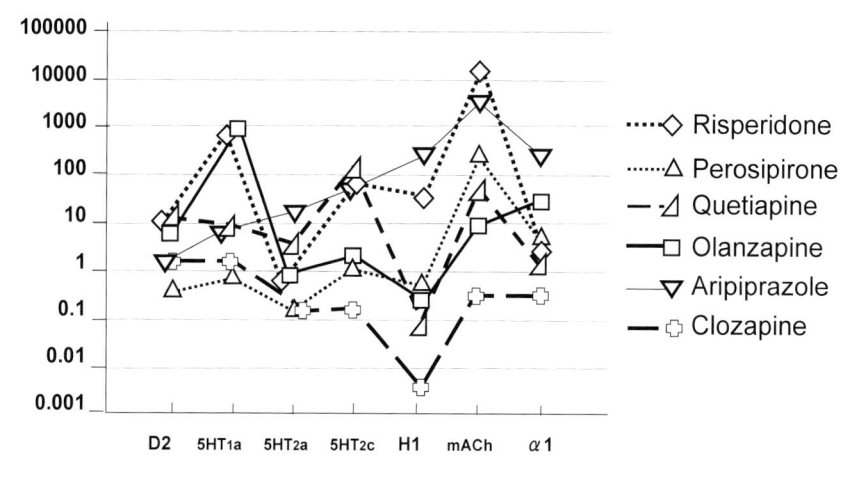

図II-2a　Haloperidol 5mg 等価用量の用量換算 Ki 値

＊：risperidone 3mg, perospirone 20mg, quetiapine 325mg, olanzapine 10mg, aripiprazole 10mg, clozapine 250mg

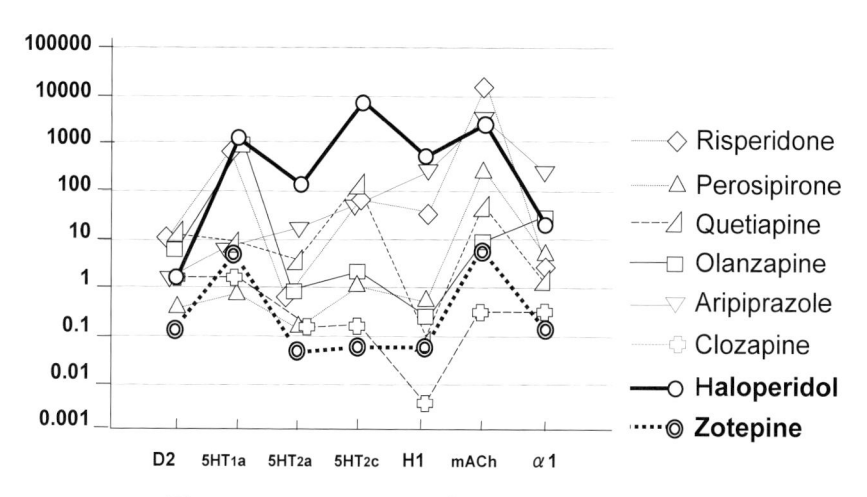

図II-2c　Haloperidol 5mg 等価用量の用量換算 Ki 値

＊：risperidone 3mg, perospirone 20mg, quetiapine 325mg, olanzapine 10mg, aripiprazole 10mg, clozapine 250mg, haloperidol 5mg, zotepine 175mg

受容体占拠率に関連した数値であるので，同様の抗精神病効果を示す等価用量での用量換算 Ki 値がお互い近づくのは当然と言える。

Aripiprazole は D_2 受容体に対して部分作動薬として作用する。部分作動薬は，完全作動薬よりも受容体に結合したときの最大反応が小さい。したがって，内因性ドーパミンよりも親和性の高い部分刺激薬である aripiprazole を服用することによって，受容体は内因性ドーパミンの量の如何を問わず一定した刺激を受けることになる。

2. セロトニン（5 HT）系受容体

セロトニン 1A（$5HT_{1A}$）受容体を介した精神作用は，徐々に解明されつつあり[23,25]，この受容体の刺激作用によって抗不安作用，抗うつ作用，認知機能の改善，神経発達が促される。これらの作用の一部は，$5HT_{1A}$ 受容体刺激を介した前頭葉におけるドーパミン遊離の促進が関与していると推測されている。$5HT_{1A}$ 受容体に対する用量換算 Ki 値は，perospirone と aripiprazole が強く，しかも両薬剤はこの受容体に対して，部分作動薬として作用することがわかっており，$5HT_{1A}$ 受容体に対して伝達安定化効果があると考えられる。

次いで $5HT_{1A}$ 受容体への親和性が強いのは，clozapine, zotepine, quetiapine であり，これら 3 剤は構造的に類似している。いずれも内因性セロトニンよりも受容体親和性が弱く，$5HT_{1A}$ 受容体へ loose binding している。Clozapine と quetiapine は，$5HT_{1A}$ 受容体へ部分刺激薬として作用することはわかっているが，zotepine のそれは不明である。Loose binding である部分刺激薬は，セロトニンが少ないときには部分刺激薬が勝って部分的な刺激を加え，セロトニンが十分量ある時にはセロトニンによる完全な刺激が優勢になると考えられる。余剰受容体の関与があると，伝達はさらに刺激系に傾くと考えられる（図 III-11）。その他，nemonapride にも $5HT_{1A}$ 受容体部分刺激作用があることがわかっている。

セロトニン 2A（$5HT_{2A}$）受容体に関しては，それ自体には抗幻覚妄想作用はなく，D_2 受容体との相対的な親和性の強さの意義が論じられることが多い。すなわち，D_2 受容体よりも $5HT_{2A}$ 受容体が強く阻害されることによって，錐体外路症状が軽減されることが推定されている[22]。式 3 を用いて，D_2 受容体占拠率＝70％時点での $5HT_{2A}$ 受容体占拠率を算出してみると，risperidone 97％, perospirone 84％, quetiapine 91％, olanzapine 95％, aripiprazole 19％, haloperidol 2.1％, zotepine 88％, clozapine 97％となり, aripiprazoleとhaloperidol以外では実質的に5HT$_{2A}$受容体は飽和状態となっている。実際にPETを用いて前頭葉領域で5HT$_{2A}$受容体占拠率を測定してみると, risperidone, olanzapine, quetiapine, clozapineともに上記計算値以上の飽和状態を示した[8,18]。したがって, 5HT$_{2A}$受容体による抗錐体外路症状効果は, D$_2$受容体占拠率70％付近の至適用量域内で頭打ちとなる可能性が高い。

　セロトニン2C（5HT$_{2C}$）受容体阻害は, 食欲や耐糖能異常[30,37], 前頭前野のカテコールアミン系賦活を介した陰性症状改善[26]への関与が推測されている。Ki値が示す5HT$_{2C}$受容体に対する親和性は, zotepine, perospirone, olanzapine, clozapineが強い。用量換算Ki値でも, 同様に4剤が強力な阻害を示している。Clozapineとolanzapineは, 一部の患者で強い食欲増進作用を示す。その結果としての行きすぎた体重増加もあり, 注意を要する。実際に, clozapineで体重増加のあった患者に対して5HT$_{2C}$受容体刺激作用のあるsibutramineを用いた二重盲検比較試験[11]では, プラセボよりも有意にsibutramineで体重減少がみられた。Zotepineの食欲増進作用は我が国ではまだ言及されていないが, olanzapine同等の体重増加があったとの報告[39]もあり要注意である。Perospironeは, 臨床現場では異常な食欲増進はほとんどみられない。Perospironeと似通った分子構造を有し, 受容体プロフィールも似通っているziprasidoneでは, 5HT$_{1C}$受容体のKi値は13nMとperospironeとほぼ同等で, 臨床用量は40～200mg/日とperospironeよりも高用量使用する。しかしziprasidoneは, 体重増加や耐糖能異常に関して安全であることがわかっている。このような安全性の背景には, 後述するtransient blokadeが関与しているのかもしれない。わが国では, 投与中の血糖値上昇による糖尿病性ケトアシドーシスおよび糖尿病性昏睡について, olanzapineとquetiapineで2002年に緊急安全性情報が出された。そのquetiapineの5HT$_{2C}$受容体阻害作用は, risperidoneと同程度だった。実際に臨床現場では, quetiapineによる食欲増加, 血糖上昇はolanzapineと比較しても少なく, むしろrisperidoneに近い印象があり, この点はこの5HT$_{2C}$受容体阻害のデータと一致する。このように, 5HT$_{2C}$受容体と食欲, 耐糖能異常の関係はまだ結論が出ていない。

3. ヒスタミン（H_1）受容体

　H_1受容体は催眠作用や鎮静作用，食欲増進作用と関連する。H_1受容体に関する用量換算Ki値は，clozapine＞zotepine≒quetiapine＞olanzapine≒perospirone＞risperidone＞＞aripiprazole＞haloperidolという結果だった。副作用としての眠気に関する薬剤間比較の臨床的エビデンスは乏しい。臨床現場での印象では，十分な血中濃度が保たれている場合の眠気は，zotepineとquetiapineが最も強く，olanzapineがそれらに次ぎ，risperidoneがそれに続く。Haloperidolとaripiprazoleはほとんど眠気を生じない。本邦で行われた第2世代薬5剤の第三相比較試験でも，aripiprazoleとrisperidoneでのみhaloperidolよりも眠気・傾眠の発現率が低かった[14,27]。この結果は症例数が少なく有意差は出なかったが，参考にはなるだろう。Quetiapineやolanzapineの眠気は臨床的には身近であるが，perospironeの眠気については，今後関心を払う必要がある。眠気や過鎮静の評価には薬力学だけでなくその動態も大いに関与する。作用が数時間単位で増加減少するタイプの薬剤と，1日中持続するタイプの薬剤では鎮静催眠作用に関する印象が異なる。前者の場合は鎮静催眠作用が強くても，就眠前に処方を集中させるなどの工夫で，就眠中に眠気があり昼間には鎮静催眠作用を回避することも可能である。一方，後者のタイプの薬剤では，鎮静催眠作用が少なくても昼間にも持ち越しがあり，感受性が強い症例には不評となる。前者のタイプにはquetiapineとperospironeがあり，後者にはrisperidone，olanzapine，zotepineが該当する。第2世代薬にはH_1受容体阻害をもつものが多く，食欲増進作用の原因をH_1受容体阻害作用に求める意見も根強い[20]。

4. ムスカリン性コリン（mACh）受容体

　mACh受容体阻害によって急性錐体外路症状は緩和されるが，同時に中枢性および末梢性に有害事象が生じる。中枢性には記銘力障害を主体とする認知機能障害とせん妄症状の惹起である。しかしolanzapineを初めとする第2世代薬では，薬剤による認知機能障害は臨床的にあまり見られず，薬剤自体にこのような中枢性の抗コリン作用を相殺する作用があるとの議論もある[12]。問題は末梢性の副作用である。口渇　便秘　尿閉　かすみ目といった自律神経症状が生じ，これは生活の質を低下させ，服薬不履行の原因となる。第2世代薬のmACh受容体

阻害作用は，強い順に clozapine＞＞zotepine≒olanzapine＞quetiapine＞＞＞perospirone, risperidone, aripiprazole であった。Quetiapine は，使用する濃度が高い薬剤であり，Ki 値＝1020 nM の低親和性でも olanzapine や zotepine と近い用量換算 Ki 値となった。Quetiapine は，高用量用いると便秘や口喝の訴えが一部の利用者から出てくるが，それはこのような mACh 受容体阻害特性のためかもしれない。しかし，quetiapine の mACh への親和性に関しては，他に Ki＝1400 nM[31] という報告もある一方で，Ki 値＞10000 nM の報告もある[10]。おそらくドーパミン系同様に，内因性伝達物質よりも低親和性（loose binding）であるほど副作用も生じにくいであろうが，これは予想の域を出ない。Quetiapine や clozapine や zotepine のように高濃度で使用する薬剤では，Ki 値によるプロフィールでは予想できない副作用が出る可能性があり注意が必要である。

5．ノルアドレナリン（$α_1$）受容体

$α_1$ 受容体阻害は，末梢では低血圧症状，中枢では鎮静作用と関連がある。用量換算 Ki 値が示すこの受容体への阻害作用の強さは，強い順に zotepine, clozapine＞quetiapine＞risperidone, perospirone＞olanzapine＞aripiprazole だった。Zotepine, clozapine, quetiapine では投与初期の低血圧症状には注意が必要である。しかし，低血圧症状に関する $α_1$ 受容体阻害作用は，連続服用によって比較的早期に耐性が生じることが多い。最近 risperidone 内用液を救急場面で使用することが多くなってきているが，risperidone の $α_1$ 受容体阻害作用は無視できないものがあるので，特に脱水状態や全身状態が不良な症例には投与後の血圧に注意が必要である。Olanzapine は haloperidol と同程度に $α_1$ 受容体阻害が弱く，$α_1$ 受容体阻害関連の副作用に関して比較的安全な薬剤であろう。

B．D_2 受容体阻害時間

1．Transient blockade と sustained blockade

D_2 受容体親和性を表す Ki 値や受容体占拠率に関連した用量換算 Ki 値は，受容体上での薬剤とドーパミンの競合の問題で，ドーパミンと薬剤の置換に要する

表II-6　D₂ Loose？Transient？

Loose binding or tight binding
D₂ 受容体上でのドーパミンとの競合の問題
プロラクチン分泌関連障害に影響あり
急性錐体外路症状に関連あり
二次性陰性症状，認知障害に関連あり？
Transient blockade or sustained blockade
脳組織と血漿からのクリアランスの問題
急性錐体外路症状の発現に関連あり
Prolactin 分泌関連障害に影響あり
蓄積性の問題
鎮静，催眠作用の経過に関連あり

時間は秒単位かせいぜい分単位の現象である。Loose binding の抗精神病薬では，ドーパミンの律動的な放出によって，D₂ 受容体上でダイナミックに抗精神病薬とドーパミンの置換が生じていると考えられている。そして，このような神経膜表面での薬剤とドーパミンの競合は，シナプス間隙での薬剤濃度の変動，すなわち中枢組織内での薬物動態によって大いに影響を受ける。シナプス間隙に薬物濃度が1日中ほぼ一定レベルに保たれる薬剤には haloperidol, risperidone, olanzapine, aripiprazole がある。Aripiprazole を除く3剤では，PET で測定した D₂ 受容体阻害の半減期が40時間を越える[7,34]。Aripiprazole は血中半減期が非常に長く47〜68時間であり，脳内でのクリランスも血中以上に時間がかかることが予想される。このような持続的な D₂ 阻害（sustained blockade）を示す薬物では，Ki 値や用量換算 Ki 値で予想される中枢神経系への作用がほぼ24時間，すなわち連日服薬する場合には，服薬している間絶えることなく続くことが予想される。一方 quetiapine は，血漿中半減期が短いだけでなく，PET 研究で 400 mg を1日2回服用しても服用3時間後に58％を示した線状体の D₂ 受容体占拠率が9時間後には20％にまで低下してしまうことがわかっている[17]。つまり，quetiapine の場合には，脳内からも速やかに薬剤が消失すると考えられ，D₂ 阻害も一過性（transient blockade）である。2006年になって，perospirone においても quetiapine 同様 PET で D₂ 受容体阻害が transient blockade であることが確認された[2]。このような transient blockade タイプの抗精神病薬では，

表II-7 D₂受容体阻害による第2世代薬の分類

Risperidone	→ tight, sustained
Perospirone	→ tight, transient
Olanzapine	→ loose, sustained
Quetiapine	→ loose, transient
Aripiprazole	→ tight, sustained

中枢でのD₂受容体阻害も，強い阻害と，弱い阻害あるいは開放を繰り返していると考えられる。

第2世代薬5剤のD₂受容体阻害作用をtightまたはloose bindingという指標と，sustainedまたはtransient blockadeという指標で分類すると，risperidoneはtight-sustained, perospironeはtight-transient, quetiapineはloose-transient, olanzapineはloose-sustained, aripiprazoleはtight-sustainedとなる（表II-7）。

2. プロラクチン変動とD₂受容体阻害

PET研究で確認された第2世代薬（aripiprazoleを除く）のD₂受容体阻害の時間経過は，血中プロラクチンの日内変動とも相関することがわかっている[36]。プロラクチンは，下垂体にあるプロラクチン産生細胞の膜表面のD₂受容体を，ドーパミンが持続的に刺激することによって分泌が抑制されている。したがって，このD₂受容体を可逆的に阻害することによって，血漿プロラクチン分泌が増加する。下垂体部は血管脳関門がなく，脳実質よりも薬物の通過がよいことがわかっている。その点でプロラクチンはより末梢のD₂受容体阻害の指標と言える。しかし，抗精神病薬は脂質に富んだ中枢への移行を企図した薬剤なので，脂質への移行性がよい。これは末梢での脂質系にも言えることで，中枢同様に末梢でも脂質への再分布が豊富に生じているために，中枢と似た動態が再現されやすい。また，薬物未変化体とその活性代謝物全体のD₂受容体阻害状況が生体で経時的に容易に見られる方法なので，薬物のD₂受容体阻害を大規模な装置を使わずに調べる方法としては魅力がある。

第2世代薬による血漿プロラクチン変動の測定研究を示す。各薬剤とも2週間以上同一処方（抗精神病薬は単剤）を維持している5名ずつを対象とし，それぞ

B. D_2受容体阻害時間

(mg/dl)

- PRS 24-32mg *
- RIS 4-9mg**
- OLZ 15-20mg#
- QTP 100-400mg *

↑服薬　2時間後　13時間後　23時間後

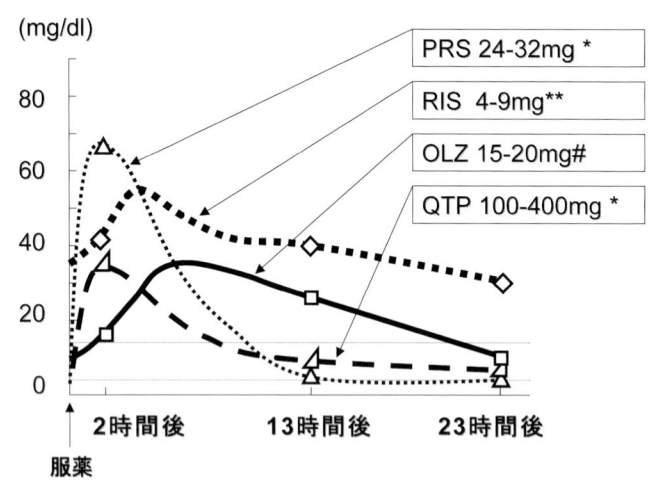

血漿プロラクチン正常値：3.58-12.78ng/ml
*:p<0.02, **:p<0.03, #:p<0.05（3ポイント間のFriedman検定）、　各群 n=5

図II-3　血中プロラクチンの日内変動（D_2受容体阻害の日内変動）
グラフ中の各マークは各薬剤での血漿プロラクチン濃度の平均値である。それを滑らかな曲線で結んだ。Risperidoneに関しては，食後服薬では，未変化体によピークが服薬後2時間以後に現れるので，それを加味した。

れの第2世代薬は，18：00の1回投与を原則とした。ただし，perospirone群の2名とquetiapine群の2名は，朝の採決後にも服薬する2分服者も対象に含めた。採血は20：00，7：00，17：00に行い，血漿プロラクチン濃度（プロラクチン値）を測定した。

結果は図II-3に示した。Risperidoneのプロラクチン値は，持続的な高値を示して，risperidoneとその活性代謝物による持続的なD_2受容体阻害を示した。これはPET研究の結果と一致し，risperidoneによるD_2受容体阻害は，sustained blockadeであると言える。図II-3では，risperidone未変化体の服薬2時間後でのピークを意識してグラフ化した。

Perospironeは服薬後に一過性のプロラクチン値の上昇を示したが，翌朝には全員正常または正常以下にまで低下し，17：00の時点でも正常または正常以下の値を示した。つまりperospironeによる下垂体のD_2受容体阻害は一過性であることがわかった。D_2受容体阻害はtransient blockadeと考えられる。つまり，

ドーパミンの遮断と伝達促進が交互に生じていることになる。さらに perospirone で注目すべきは，早朝服薬者でも，同じ日の 17：00 には正常または正常以下にまで低下している点と，今回対象とした全員が，一日のうちのいずれかの時点でプロラクチン値が正常下限以下にまで値が低下している点である。非常に排泄のよい薬剤であるとともに，少なくとも下垂体領域では D_2 受容体の増加が原因と考えられるドーパミン系の伝達促進が生じていた。

Quetiapine のプロラクチン値も perospirone 同様に，一過性の上昇を示した。これは Kapur ら[17]らの研究結果と一致した。彼らは PET で中枢 D_2 受容体占拠率の変化を測るとともに，末梢でプロラクチン値も測定して，それが D_2 受容体占拠率とともに変動することを報告した。やはり quetiapine による D_2 受容体阻害は transient blockade といえる。

Olanzapine のプロラクチン値は，その血漿中半減期が28.5時間と risperidone やその活性代謝物である 9 OH-risperidone の血漿中半減期よりも長く持続的な高値が予想された。実際に測定してみると，プロラクチン値に日内変動があり，阻害が持続的だが risperidone のような一定したものではないことがわかった。しかし，PET を用いた中枢 D_2 受容体阻害はこのような変動は少なくなりより持続的な阻害になることが報告されている[34]。いずれにせよ olanzapine の D_2 受容体阻害は，sustained blockade である。

3．D_2 受容体阻害時間が薬理作用に与える影響

受容体阻害が，持続的か律動的かによって薬物の作用に差が生まれるのか。この問題に関してはこれまでほとんど議論されてこなかった。Quetiapine という脳内からのクリアランスの速い薬剤の登場と，それを確実に測定できる PET 研究の発達があって，transient blockade と言う概念が議論の俎上に初めてのぼった。しかし，当初は loose binding であることと transient blockade ははっきりと区別されず混乱したままで議論されてきた。それは研究の対象が主に quetiapine という，loose-transient タイプの薬剤だったからでもある。海外には perospirone のように tight-transient タイプとはっきりと判定された抗精神病薬がない。おそらく ziprasidone は tight-transient だろうが，PET 研究はあまりすすんでいない。Transient blockade の議論は，tight-transient タイプと loose-transient タイプが利用できる我が国で初めて議論できる問題かも知れな

い。

1) 急性錐体外路症状

　受容体阻害に関連した副作用の発現には，その阻害の持続時間との関連が重要な因子となるものがある。急性錐体外路症状の中でも急性ジストニアは，D_2受容体阻害時間が数分から数時間でも生じうる副作用である[35]。一方，振戦，固縮，寡動などの典型的なパーキンソニズムは，持続的な服薬を数日から数週間して初めて生じる副作用である[35]。前者のような副作用は transient blockade でも，十分に警戒しなければならない。特に初めて抗精神病薬を服用する場合には要注意である。しかし後者は，D_2受容体阻害の程度と時間の積分が，十分大きくなった時点で生じることが予想される副作用であり，律動的な阻害は持続的な阻害と比較して障害性が低いことが予想される。表II-5からわかるように，Ki 値や用量換算 Ki 値での perospirone の D_2 受容体阻害作用は，risperidone や haloperidol と比較して同等以上である。しかし本邦で行われた第3相比較試験（無作為割付二重盲検試験）の結果は，haloperidol よりも錐体外路症状が少ない[27]。臨床現場の印象では，risperidone よりも錐体外路症状が少ないとの印象を持っている臨床家も少なくない[41]。また，日常臨床でも perospirone や quetiapine の服薬回数を1日1回にまとめることで，1日服用量は同じでもパーキンソニズムが軽減する症例を経験する。

2) プロラクチン関連障害

　プロラクチン関連障害に関しても，プロラクチンの持続的な上昇よりも，間欠的な上昇の方が障害が少ないと考えられる。プロラクチン持続上昇型の risperidone から短期上昇型の perospirone への薬剤変更で，性機能障害が改善した症例が存在する。さらに，perospirone の1日服薬量を変更せずとも，服薬回数を減らすことによって性機能障害が改善する症例も存在する。以上のことと，perospirone の最高血中プロラクチン値が risperidone のそれと比較しても決して低くないこと（図II-3）から考えて，プロラクチン値の持続的な上昇よりも間欠的な上昇の方が障害度が低い可能性がある。現在プロラクチン値の上昇が一時的なことが確認されている抗精神病薬は，perospirone と quetiapine だけである。

3) 中枢組織への蓄積

　脳組織への蓄積性のない transient タイプの薬剤は，抗精神病薬不耐性者や高齢者のように，副作用が出ても それを早期に回避しなければならない症例には適応になる。組織からの排出に時間がかかる薬剤は，連続投与した場合に定常状態となるのに時間がかかり，副作用が出尽くすまでにそれだけ時間を要することになる。一般には定常状態に達するまでに要する時間は排出半減期の5倍であり，半減期が24時間の場合には約5日かかることになる。

　また transient タイプの薬剤は，頓服薬として安全に使用できる。頓服使用のように不規則に，場合によっては時間間隔を空けずに服用する可能性がある薬剤は蓄積性がない方がよい。

　Transient タイプの薬剤では，D_2 受容体以外の受容体系でも transient な阻害が生じている可能性がある。その中では H_1 受容体を介した鎮静・催眠作用が重要である。Sustained タイプでは日中への持ち越し効果のために，眠気やだるさが日中にも生じやすいが，transient タイプでは服薬時間を工夫することでそれを回避することもできる。鎮静・催眠作用を期待した頓用使用も可能である。

4) 抗精神病効果への影響（表II-8）

　Transient blockade に関して可能性がある問題として，急性期治療への影響と再発予防効果への影響を考えなければならない。急性期症状への効果が，susutained タイプと transient タイプで異なるか否かについては，現在のところ答えは出ていない。

　Wisniewski ら[40]は，14例の初発の統合失調症圏の症例を対象として，quetiapine 1日1回投与で12週にわたるオープン試験を行った。結果は，11例（71％）で有効であり，quetiapine の最終投与量は平均494 mg であった。全例に錐体外路症状はみられず，服薬2時間後の PET による D_2 受容体占拠率は62％，それが20時間後には14％にまで低下していた。日常臨床では Perospirone の1日1回投与でも急性期症状が改善する症例が少なからず存在する。そのような症例は，初発例のように薬物療法に反応性が良いことが予想される症例に多い印象がある。

　Chengappa ら[4]は，quetiapine で1日の服用量は変えずに，服薬回数を1日2回から1回へ減らす試みを，21名の統合失調症圏患者を対象に無作為二重盲検

B. D_2受容体阻害時間

表II-8 Transient blockade で浮上する疑問点

急性期症状改善に関連あり？
- 有効性に差があるか？
- PET 70％仮説との整合性は？
  →服薬回数と有効性の問題

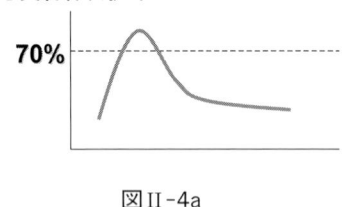

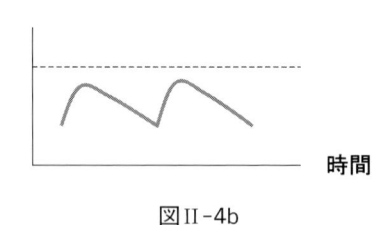

D_2 受容体占拠率

図II-4a　　　　図II-4b

- 反応の個人差，高用量反応性に関連あり？

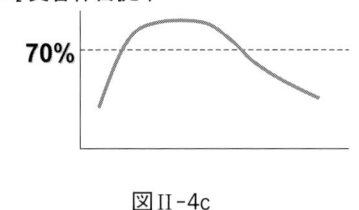

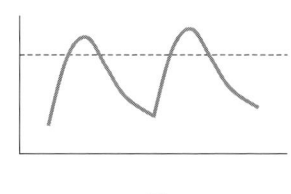

D_2 受容体占拠率

図II-4c　　　　図II-4d

再発予防効果に関連あり？
- フィルター効果の強さとドーパミンサージ
- 断薬と反跳現象の問題

試験で行った。この研究も小規模で，1日1回投与の期間も4週間と短かったが，服薬回数を減らすことによって21名中2名の症状悪化が見られた。頻度は少ないものの，再燃の不安は払拭されず，1日1回服薬にすることで有効性が低下することが否定できない結果であった。

日常臨床では，perospirone や quetiapine を眠前1回投与にすると，夕刻くらいに不調感を訴える症例がある。その場合，眠前のそれら薬剤の一部を朝に移すとその夕刻の微小再燃が消失するときがある。このような症例では transient タイプの単回投与は難しい。むしろ sustained タイプの眠前1回投与に変更した方

が安定する場合もある。症例ごとの特性によって transient タイプと sustained タイプを使い分けることが必要だろう。Transient タイプの抗精神病薬は，sustained タイプでは実現できない受容体阻害時間の短い処方が可能である。しかし，transient タイプを頻回に服用しても sustained タイプのような安定した持続性が得られない症例が存在するのも事実である。

さて，transient タイプの抗精神病薬が出現して，PET 研究の 70％仮説との整合性が今後どのように展開していくのか興味を引く。70％仮説とは，抗精神病効果が得られ，錐体外路症状がない最も有用性の高い線条体 D_2 受容体占拠率は 70％付近であるという仮説である[16,29]。これは susutained タイプの抗精神病薬での結果であるが，quetiapine でも一時的にはそれに近い D_2 受容体占拠率を示すことがわかっている[17]。例えば，quetiapine 450 mg を服用後 2 時間の PET による線条体 D_2 受容体占拠率は 64％で，24 時間後には 0％にまで減少する[17]。このような quetiapine の処方を，朝 100 mg，昼 100 mg，夕方 250 mg に変更しても経験的には有効性は変わらない。臨床研究では，1 日 2 分服と 3 分服で差がないことまでは確認されている[19]。しかし，分けて服用すると，1 日のうちで一度も 60％を越える時間帯がない可能性がある。このように服薬回数が少なければ 70％を越える（図II-4a）が，1 日の服薬回数を増やすと 1 度も 70％を越えなくなる（図II-4b）ことが transient タイプの抗精神病薬では生じうる。70％仮説に問題があるのか，実際には服薬方法で有効性が変わるのか不明である。

Transient タイプの D_2 受容体阻害状況を sustained タイプに近づける処方も考えられる。そうすることによって，transient タイプの薬物の利用範囲が広がる可能性がある。一つは，1 回の服薬量を増やす試みである（図II-4c）。1 回の服薬量を増やすと D_2 受容体占拠率と時間経過を表すグラフ上で，山のピークは高くなるはずだが，受容体占拠率は 100％は越えず，80％以上ではグラフは伸び悩むので実際には台形のような形になる。その結果，受容体占拠率が 70％を越える時間帯が伸びる。さらに，1 回の服薬量を十分にして，1 日の服薬回数を増やす方法（図II-4d）も 70％を超える時間を長くすることになる。実際には 2 つの方法を組み合わせることになるが，錐体外路症状の問題と結果的に大量療法へ至る可能性があるので注意を要する。このように，transeint タイプの抗精神病薬での増薬は，ただ D_2 受容体占拠率を高めるだけではなく，sustained タイプへ近づける方策にもなりうる。Sustained タイプの薬剤では，用量合わせは

D_2受容体占拠率の適正化だけの問題だったが，transient タイプの薬剤では受容体占拠率に加えて受容体阻害持続時間も問題となる。そして高用量になって，つまり sustained 化することによって初めて反応する症例が出てくる可能性がある。

　維持療法に関して，日内変動の大きさと再発再燃予防の関係はどうだろうか。Risperidone や haloperidol のような tight-sustained タイプの薬剤では，維持療法の段階で徐々に不快気分（dysphoria）が出現し増悪する症例が時にみられる。そのような場合には経験的に，loose タイプか transient タイプに置換するとそれは解消される。一方，transient タイプの抗精神病薬は，D_2受容体阻害が弱くなっている時間帯があることを考慮して維持療法で使用する必要がある。そのような時間帯に時々微小再燃を繰り返すような症例があり，そのような場合には処方方法にさらなる工夫が必要となる。維持療法の段階で sustained タイプから transient タイプへ置換する場合には，このような再燃に関してよく観察する必要がある。

　同じ断薬でも急激な断薬は，漸減の場合と比較して再発が起こりやすい[3,9,38]。例えば持効性抗精神病薬の中断の場合は，血中濃度の減少が経口薬の場合と比較して非常に緩徐であるため，経口薬の中断と比較して再燃率の上昇の速度も遅く，断薬後2年目の再燃率も経口抗精神病薬の断薬よりも少ない[3]。このことは，抗精神病薬の急激な減薬や断薬が，病状を悪化させるストレスとなる可能性を示唆している。Transient タイプの抗精神病薬では，維持療法中の突然の服薬中断によって反跳性とも言える再燃が生じうる可能性がある。例えば clozapine では，維持療法中の服薬中止によって数日以内に再燃する症例が少なくないことが報告されている[24]。これは，D_2受容体阻害の急激な低下と，そこへ流れ込んだドーパミンと clozapine が迅速に置換した結果と考えられている[24]。Clozapine の血漿中半減期は，結果のばらつきがあるが平均16時間程度[6]と報告されている。Clozapine よりもさらに半減期の短い transient タイプの薬剤では，このような服薬中断による急激な再燃が理論的に予想される。実際の臨床現場でも，quetiapine や perospirone で順調に維持療法が1年あまりできていた症例が，突然の薬剤中断で2～3日のうちに激しい幻覚妄想状態となる場合を経験する。このような反跳現象は全ての症例で生じるわけではないが，再燃脆弱性が高く服薬が不規則になりがちな症例には，sustained タイプの薬剤の方が安全かも知れない。

C. D_2 受容体の Ki 値と受容体阻害時間が個人反応性に及ぼす影響 (表II-9)

　抗精神病薬がドーパミンの伝達に対してフィルターのように働き，余分な伝達をカットすることが作用機序であるならば，フィルターの機能によって効果発現の手応えが変わってくるはずである。Tight-sustained タイプの抗精神病薬は，頑強なフィルターを終日用いる場合に相当する。Tight binding はドーパミンを押しのけて伝達を阻害するので，シナプス間隙のドーパミン濃度の変動にはあまり影響をうけず，全ての過剰伝達を終日カットする絶対的フィルターである。万能だが強力すぎる場合もある。反応の個人差は小さく，錐体外路症状も therapeutic window 内で用量依存性に出現・悪化する点から有用性の上限も見極めやすい。そのような点で用量の滴定が行いやすい。
　一方，loose-transient タイプの抗精神病薬は，安全弁付きのフィルターを一定時間だけ用いることに例えられる。Loose binding の抗精神病薬は，ドーパミンよりもある程度以上高濃度の場合にフィルターとして機能する相対的フィルターである。それはあたかもドーパミンが大量に流れ込んでくると一部のドーパミンを通過させる安全弁がついているようなものである。シナプス間隙のドーパミン濃度の状況は，個人によっても，病態によってもバラツキがあり，これが個人反応性のバラツキの原因になると考えられる。さらに，そのような相対的フィル

表II-9　D_2 受容体の Ki 値と受容体阻害時間が個人反応性に及ぼす影響

タイプ別の個人反応性のばらつき
Tight-sustained タイプ→ばらつきが最も小さい
Risperidone, haloperidol, aripiprazole
Loose-transient タイプ→ばらつきが最も大きい
Quetiapine
個人反応性のばらつきが大きな薬物
個人への滴定が難しい
有効性の上限が決定しがたい
高用量治療の可能性

表II-10 第2世代精神病薬使用の動向*

	平均投与量 (mg/day)		
	1997年	2001年	2003年
Risperidone	7.1	4.9	4.5
Quetiapine	—	518.4	598.7
Olanzapine	15.6	18.9	22.6
Aripiprazole	—	—	22.7
Clozapine	586.3	494.7	507.5

*：米国ニューヨーク州の入院患者への3ヵ月間の平均投与量[5]

ターを時間限定で使用するとなると，その使用時間自体も反応性のバラツキの原因となる。つまり，loose-transientタイプの抗精神病薬は，有用性の上限が見極めにくく最も個人への用量滴定が難しい薬である。個人反応性のバラツキの大きさは，高用量で初めて反応する症例，つまり高用量治療が必要な症例の存在の可能性も含んでいる。同時に，loose-transientタイプでは，必要十分量が見極めにくいことに加えて，錐体外路症状が出にくいために，tight-sustainedタイプと比較して，用量が必要十分量よりも過剰投与に傾きやすい。

Tight-transientタイプとloose-sustainedタイプの抗精神病薬の個人反応性は，Tight-sustainedタイプとloose-transientを両端とするスペクトルの中位に位置すると考えられる。

このような考えを裏付けるものとして，アメリカにおける第2世代薬の処方量を調べた資料がある（表II-10）。Risperidoneが徐々に平均処方量が減っているのに反して，quetiapineとolanzapineは徐々に処方量が増えている。Risperidoneに関しては，治療者が必要十分な処方量を決定する方向に進んでると思われる。一方，quetiapineやolanzapineでは，一部に高用量域での反応者がみられ，それが全体の処方量を押し上げているのもあるが，治療者がまだ手応えをつかみかねて過剰投与に傾いている可能性もある。

文　献

1) Argo TR, Carnahan RM, Perry PJ : Aripiprazole, a novel atypical antipsychotic drug. Pharmacotherapy, 24 : 212-228, 2004.

2) 荒川亮介, 伊藤浩, 奥村正紀, 他: ペロスピロンによるドーパミンD_2受容体占有率の経時変化. 神経化学, 45: 483, 2006.
3) Baldessarini RJ, Viguera AD: Neuroleptic withdrawal in schizophrenic patients. Arch. Gen Psychiatry, 52: 189-192, 1995.
4) Chengappa KNR, Parepally H, Brar JS, et al.: A random-assignment, double-blind, clinical trial of once-vs twice-daily administration of quetiapine fumarate in patients with schizophrenia or schizoaffective disorder. A pilot study. Can J Psychiatry 48: 187-194, 2003.
5) Citrome, L.L. Jaffe A.B., Levine, J.: Dosing of second generation antipsychotics in a large state hospital system. In 157th Annual Meeting of the APA, New York, NY, 2004.
6) Ereshefsky, L.: Pharmacokinetics and drug interactions: update for new antipsychotics. J. Clin. Psychiatry, 57 (suppl. 11): 12-25, 1996.
7) Farde, L., Wiesel, F.A., Halldin, C., et al.: Central D_2-dopamine receptor occupancy in schizophrenic patients treated with antipsychotic drugs. Arch Gen Psychiatry, 45: 71-76, 1988.
8) Gefvert, O., Lundberg, T., Wieselgren, I.M., et al.: D_2 and $5HT_{2A}$ receptor occupancy of different doses of quetiapine in schizophrenia: a Pet syudy. Eur. Neuropsychopharmacology, 11: 105-110, 2001.
9) Gilbert PL, Harris MJ, McAdams LA, et al.: Neuroleptic withdrawal in schizophrenia. A review of the literature. Arch. Gen. Psychiatry, 52: 173-188, 1995.
10) Goldstein JM: Clozapine 様の薬理作用を有する非定型抗精神病薬 quetiapine fumarate (Seroquel) の前臨床プロフィール. 臨床精神薬理 4: 692-648, 2001.
11) Henderson DC, Copeland PM, Daley TB, et al.: A double-blind, placebo-controlled trial of sibutramine for olanzapine-associated weight gain. Am. J. Psychiatry, 162: 954-962, 2005.
12) Ichikawa, J., Dai, J., O'Laughlin, I.A., et al.: Atypical, but not typical, anitipsychotic drugs increase cortical acetylcholine release without an effect in the nucleus accumbens or striatum. Neuropsychopharmacology, 26: 325-339, 2002.
13) 稲垣中, 稲田俊也, 藤井康男, 他: 抗精神病薬の等価換算. 稲垣中, 稲田俊也, 藤井康男, 他: 向精神薬の等価換算, 星和書店, 東京, pp 11-40, 1999.
14) 石郷岡純, 三浦貞則, 小山司, 他: 統合失調症に対する aripiprazole の臨床評価. —Haloperidol を対照薬とした第Ⅲ相二重盲検比較試験— 臨床精神薬理, 9: 295-329, 2006.
15) Kane JM, Leucht S, Carpenter D, et al.: The expert consensus guideline series. optimizing pharmacologic treatment of psychotic disorders. J Clin Psychiatry 64 (suppl 12), 2003.

16) Kapur, S., Remington, G., Zipursky, R.B., et al.: The D_2 dopamine receptor occupancy and its relationship to extrapyramidal symptoms: a PET study. Life Sciences, 10: 103-107, 1995.
17) Kapur, S., Zipursky, R., Jones, C., et al.: A positron emission tomography study of quetiapine in schizophrenia: A preliminary finding of an antipsychotic effect with only transiently high dopamine D_2 receptor occupancy. Arch Gen Psychiatry, 57: 553-559, 2000.
18) Kapur, S., Zipursky, R.B., Remington, G., et al.: Clinical and theoretical implications of $5HT_2$ and D_2 receptor occupancy of clozapine, risperidone, and olanzapine in schizophrenia. Am. J. Psychiatry, 156: 286-293, 1999.
19) King DJ, Link CGG, Kowalcyk B: A comparison of bd and tid dose regimens of quetiapine in the treatment of schizophrenia. Psychopharmacol, 137: 139-146, 1998.
20) Kroeze WK, Hufeisen SJ, Popadak BA, et al: H_1-histamine receptor affinity predicts short-term weight gain for typical and atypical antipsychotic drugs. Neuropsychopharmacology 28: 519-526, 2003
21) Leysen, J.E., Gommeren, W., Schotte, A.: Serotonin receptor subtypes: possible roles and implications in antipsychotic drug action. In kane JM, Moller HJ, Awoutners F (Eds): Serotonin in antipsychotic treatment. Mechanisms and clinical practice. Marcel Dekker, New York, pp 51-75, 1996.
22) Lieberman, J.A., Mailman, R.B., Duncan, G., et al.: Serotonergic basis of antipsychotic drug effects in schizophrenia. Biol. Psychiatry, 44: 1099-1117, 1998.
23) Meltzer HY, Fatemi SH: The role of serotonin in schizophrenia and the mechanism of action of antipsychotic drugs. In: Serotonin in antipsychotic treatment. (ed. by Kane JM, Moller HJ, Awouters F) pp 77-107, Marcel Dekker,New York, 1996.
24) Meltzer HY, Lee MA, Ranjan R, et al.: Relapse following clozapine withdrawal: effect of neuroleptic drugs and cyproheptadine. Psychopharmacology 124: 176-187, 1996.
25) Meltzer HY, Li Z, Kaneda Y, et al.: Serotonin receptors: their key role in drugs to treat schizophrenia. Prog Neuropsychopharmacol Biol Psychiatry 27: 1159-1172, 2003.
26) Millan MJ, Dekeyne A, Gobert A, et al.: Serotoni (5-HT)2C receptors inhibit dopamine (DA) and noradrenaline (NA), but not 5-HT, release in the frontal cortex in vivo. Neuropharmacology, 37: 953-955, 1998.
27) 諸川由実代: 臨床試験から見た新規抗精神病薬の問題点. 臨床精神薬理 5: 1391-1404, 2002.
28) 村崎光邦: Perospironeの基礎と臨床. 臨床精神薬理 4: 849-868, 2001.
29) Remington, G., Kapur, S., Zipursky, R.B.: Pharmacotherapy of first-episode schizo-

phrenia. Br J Psychiatry, 172 (suppl. 33) : 66-70, 1998.
30) Reynolds, G., Zhang, Z., Zhang, X. : Polymorphism of the promotor region of the serotonin 5-HT2C receptor gene and clozapine-induced weight gain. Am. J. Psychiatry, 160 : 677-679, 2003.
31) Richelson E, Souder T : Binding of antipsychotics drugs to human brain receptors. Focus on newer generation compounds. Life Sci 68 : 29-39, 2000.
32) Schotte A, Bonaventure P, Janssen PF, et al. In vitro receptor binding and in vivo receptor occupancy in rat and guinea pig brain : Risperidone compared with antipsychotics hitherto used. Jpn J Pharmacol, 69 : 399-412, 1995.
33) Seeman P, Tallerico T : Rapid release of antipsychotic drugs from dopamine D_2 receptors : an explanation for low receptor occupancy and early clinical relapse upon withdrawal of clozapine or quetiapine. Am. J. Psychiatry, 156 : 876-884, 1999.
34) Takano, A., Suhara, T., Ikoma, Y., et al. : Estimation of the time-course of dopamine D_2 receptor occupancy in living human brain from plasma pharmacokinetics of antipsychotics. Int. J. Neuropsychopharmacol., 7 : 19-26, 2004.
35) 武田俊彦：抗精神病薬による錐体外路症状の診断，治療，予防．臨床精神薬理 5 : 47-55, 2002.
36) 武田俊彦：リスペリドン，ペロスピロン，クエチアピン，オランザピンはどこが違うのか．臨床精神医学，34 : 405-414, 2005.
37) Tecott LH, Sun LM, Akana SF, et al. : Eating disorder and epilepsy in mice lacking $5HT_{2C}$ serotonin receptors. Nature 374 : 542-546, 1995.
38) Viguera AD, Baldessarini RJ, Hegarty JD, et al. : Clinical risk following abrupt and gradual withdrawal of maintenance neuroleptic treatment. Arch Gen Psychiatry, 54 : 49-55, 1997.
39) Wetterling, T. : A bodyweight gain with atypical antipsychotics. A comparative review. Drug Saf., 24 : 59-73, 2001.
40) Wisniewski ST, Kapur S, Tauscher J, et al. : Quetiapine : An effective antipsychotic in first-episode schizophrenia despite only transient high dopamine-2 receptor blockade. J Clin Psychiatry 63 : 992-997, 2002.
41) 吉岡正哉：非定型抗精神病薬に関するアンケート調査（第2回）―非定型抗精神病薬が本格的に導入され3年でどのように変わったか― 臨床精神薬理 7 : 1207-1221, 2004.

（武田俊彦）

III. 第2世代抗精神病薬各論

A. Risperidone

　Risperidoneは，1984年にベルギーのJanssen社が開発した抗精神病薬で，ヨーロッパでは1986年から臨床治験に入った。我が国では，1988年9月に第一相試験が始まり，1996年に承認になった。現在，錠剤1 mg，2 mg，3 mg，細粒，内用液0.5 mg，1 mg，2 mg，3 mg，口腔内崩壊錠1 mg，2 mgがあり，olanzapineとならんでエビデンスが豊富である。現在既に急性期治療薬，維持療法薬としての信頼性が確立されている抗精神病薬である。Risperidone持効性注射薬，risperidoneの活性代謝物で，受容体プロフィールが未変化体のそれとひじょうに類似した9 OH-risperidoneの持効性注射薬は，いずれも，現在我が国への導入にむけて臨床試験中である。

1. 薬理学的基礎情報

　Risperidoneは，セロトニン5HT₂受容体阻害を併せ持つbutyrophenone誘導体のpipamperoneを手がかりに開発された抗精神病薬である。5HT₂受容体

Risperidone

阻害作用がある ritanserin を haloperidol に併用することによって，haloperidol 単剤の場合よりも陰性症状や抑うつ症状が改善し，錐体外路症状が減弱することが確認され[66]，risperidone の開発に拍車がかかった。D_2 受容体に対する親和性（Ki 値）は，内因性ドーパミンのそれよりも高い（tight binding）。その程度は haloperidol にほぼ匹敵する（表III-3）。用量換算 Ki 値（図III-1）での risperidone の特徴は，$5HT_{2A}$ 受容体は強力な阻害を示すものの，他の 5HT 系受容体へ阻害は低い。この強力な $5HT_{2A}$ 受容体阻害作用は，錐体外路症状の軽減や認知症状の改善に関係すると言われている。また，鎮静や眠気，食欲増進に関係する H_1 受容体への阻害は，第2世代薬の中では aripiprazole に次いで弱い。mACh 受容体阻害も弱く，そのため口渇や便秘などの不快な副作用が極めて少ない。低血圧や鎮静に関係する α_1 受容体阻害作用があり，投与初期の血圧の低下には注意が必要である。

表III-1　第2世代薬の薬理学的特徴と至適用量域上限

	RIS	PRS	QTP	OLZ	APZ
D_2 receptor binding	Tight	Tight	Loose	Loose	Tight
D_2 receptor blocade	Sust.	Trans.	Trans.	Sust.	Sust.
錐体外路系の副作用が少ない	×	△	○	△	△
鎮静作用がある	△	×	○	○	△
催眠作用がある	△	○	○	○	×
感情調節作用(抗躁)作用がある	△	×	△	○	△
十分有効な初回投与量	○	○	×	○	○
抗コリン作用がない	○	○	○	×	○
プロラクチン関連障害が少ない	×	△	○	△	○
低血圧が少ない	△	○	×	○	○
代謝障害を起こさない	△	○?	△	×	○?
薬物相互作用がない	△	△	△	△	△
遅発性錐体外路症状が少ない	○	○	○	○	○
至適用量域上限	12 mg	48 mg	750 mg	20 mg	30 mg
その chlorpromazine 換算量	1000 mg	600 mg	690 mg	550 mg	800 mg

RIS：risperidone，PRS：perospirone，QTP：quetiapine，OLZ：olanzapine，APZ：aripiprazole
Tght：tight binding，Loose：loose binding，Sust.：sustained blockade，
Trans.：transient blockade binding および blockade 特性に関してはII章を参照

表III-2 第2世代抗精神病薬の推奨用量（mg/日）

	企業が推奨する最高用量	初発例 急性期	初発例 維持期	再発例 急性期	再発例 維持期	治療抵抗例 急性期
Risperidone	12	2-5	2-4	3-8	2-6	12
Perospirone	48	8-32	8-24	16-48	12-36	48 以上？
Quetiapine	750	300-750	300-600	500-750	400-750	1000？
Olanzapine	20	10-20	10-20	10-25	12.5-22.5	40
Aripiprazole	30	9-24	9-21	12-30	12-24	30

文献1，33，41，52，78を参考に作製

表III-3 抗精神病薬の薬理学的プロフィール

	D_2 Ki(ng/ml)[#]	血中半減期[##] (hr.)	分子量	等価用量[*] (mg/day)	等価用量モル数 (nmol/day)	Haloperidolに対するモル比率[**]
Aripiprazole	0.34	60	448.4	10	223.0×100	1.7
Perospirone	1.4	1-3(α 相)[&]	499.1	20[a]	400.7×100	3.0
Haloperidol	2.9	24.1	375.9	5	133.0×100	1
Risperidone	4	4[&&]	410.5	3	730.8×10	0.6
Sultopride	4.5	3	390.9	500[c]	127.9×10000	96
Zotepine	8	8	331.9	175[b]	527.3×1000	40
Dopamine	10					
Sulpiride	10	6.1-8	341.4	500[c]	146.5×10000	110
Olanzapine	21	28.5	312.4	10	320.1×100	2.4
Clozapine	180	16	326.8	250	765.0×1000	58
Quetiapine	680	3.5	883.1	325	368.0×1000	27

\#：Aripiprazoleは文献(4)，perospironeは文献(57)，zotepineは文献(67)，sultoprideは文献(2)，それ以外は文献(70)から引用。Ki値は小さいほど受容体への親和性が高い。
\##：Aripiprazoleは文献(4)，clozapineは文献(21)，それ以外は文献(61)から引用
&：Perospironeの排泄は2相性であり，半減期のβ相は5-8時間
&&：Risperidoneの活性代謝物の9OH-risperidoneの半減期は21時間
*：Risperidone, quetiapine, olanzapine, clozapine, haloperidolは文献(57)から引用
**：Haloperidolのモル数に対する比率
a：本邦第三相比較対照試験(57)で用いられたhaloperidol：perospirone＝1：4を採用
b：文献(28)からhaloperidol：zotepin＝5：165を算出し，錠剤で投与可能な175 mgを採用
c：文献(28)からhaloperidol：sulpiride or sultopride＝5：500を算出

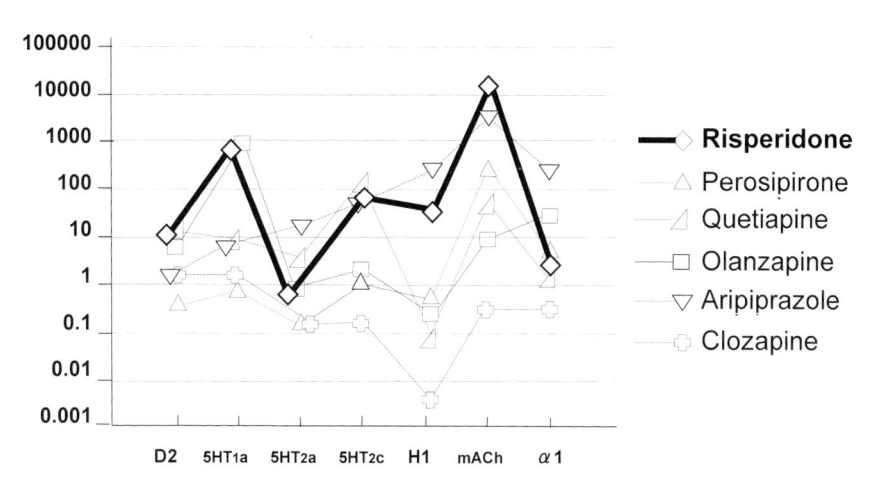

図III-1 Risperidoneのhaloperidol 5mg等量用量換算Ki値（＝[Ki(nM)/等価用量*(mol)]×10⁵）
＊：risperidone 3 mg, perospirone 20 mg, quetiapine 325 mg, olanzapine 10 mg, aripiprazole 10 mg, clozapine 250 mg

錠剤，細粒，内用液，口腔内崩壊錠のいずれも，血中濃度が最高値にまで達するまでの時間（Tmax）が，約1時間と早い。未変化体の血漿中半減期は約4時間だが，活性代謝物である9OH-risperidoneでは14-16時間と長い。9OH-risperidoneの受容体阻害プロフィールは，未変化体のそれとほぼ一致する。連続投与した場合の未変化体と活性代謝物を総合したD_2受容体阻害時間は，血漿中プロラクチン濃度の推移（II章参照）でも，PET（Positron Emission Tomography）によるD_2受容体占拠率の半減期の研究[74]でも長く，sustained blockadeタイプである。したがって，夜間にまとめて服薬しても，Ki値や用量換算Ki値で予想される効果や有害事象が翌日の日中にも持ち越す可能性が高い。

代謝系には主にチトクロムp450 CYP2D6が関与するので，その阻害作用を有するparoxetine, fluoxetine, haloperidol, quinidineなどの併用によって血中濃度が上昇する可能性がある。

また，エピネフリンと併用した場合，risperidoneの$α_1$受容体阻害作用のためにエピネフリンの$α_1$受容体刺激作用が阻害され，$β$刺激作用が優位に作用する結果，血圧が下降することがある。従って，risperidoneとエピネフリンは併用禁止となっている。

2. 臨床的特徴

　処方した手応えは，haloperidol が進化した印象である。症状の改善に関しては，陽性症状，陰性症状共に haloperidol を主とする第1世代薬と同等またはそれ以上の臨床効果が実証されている。特に，急性期の興奮を伴う病態に対する信頼性は高い。これは，他の第2世代薬に約4年先んじて本邦に導入されたという市場独占の優位性だけではなく，それまでその方面の治療で非常に信頼性高かった haloperidol の延長線上にある使用感が，臨床家の期待に合致したためと思われる。急性期だけでなく，維持療法においてもその信頼性は高く，初発例から慢性例にまで広汎に使える。

　Risperidone は，haloperidol との用量換算比が1.5～2倍[33]と非常に高力価であり，また D_2 受容体阻害時間も長時間作用型（sustained タイプ）なので，少ない錠剤数でしかも1日1回投与で十分治療できる。また，抗コリン作用がなく，それによる口喝，便秘，かすみ目などの自律神経症状の出現，さらに食欲増進作用や糖代謝異常に与える影響も olanzapine や clozapine と比較して少ない[81]。錠剤や散剤以外に，内用液や口腔内崩壊錠，持効性注射剤（現在臨床試験中）があり，病態によって剤型が変えられる点も好ましい。

　錐体外路症状の出現頻度は用量依存性に増加する。確かに haloperidol など高力価の butyrophenone 誘導体よりは錐体外路症状は少ないが，6 mg/日では抗パーキンソン薬の併用がかなりの頻度で必要である。持続的なプロラクチン上昇作用も第2世代薬の中で最も高い[80]（図III-2）。Thrapeutic wnidow がはっきりした薬剤であり，個々の症例に厳密な用量滴定が可能であり，また必要である。Risperidone の躁病への有効性が報告されており（表III-4），米国では2003年に双極性1型障害に伴う急性躁病と混合状態に対して適応が認められたが，実際に臨床現場で用いた印象は，zotepine や sultopride よりもかなり弱く，olanzapine や quetiapine よりもやや弱い印象がある。

3. 用量に関して

　急性期治療での至適用量域の決定に関しては，固定した複数の用量設定で二重盲検比較試験が行われてきた。表III-5 に示すように，4 mg/日から6 mg/日付近を至適用量とすることでほぼ一致している。これは我が国での結果ともほぼ一致

III. 第2世代抗精神病薬各論　49

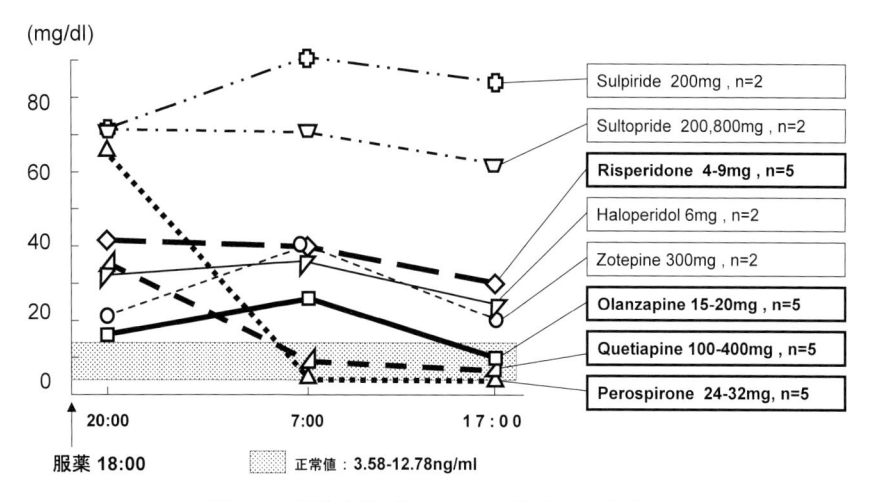

(mg/dl)

- Sulpiride 200mg, n=2
- Sultopride 200,800mg, n=2
- **Risperidone 4-9mg, n=5**
- Haloperidol 6mg, n=2
- Zotepine 300mg, n=2
- **Olanzapine 15-20mg, n=5**
- **Quetiapine 100-400mg, n=5**
- **Perospirone 24-32mg, n=5**

20:00　　　7:00　　　17:00

服薬 18:00　　　正常値：3.58-12.78ng/ml

図III-2　平均血漿プロラクチン濃度の日内変動

対象は，1日1回服薬で2週間以上同一処方の症例．服薬は18：00に行った．但し，perospirone と quetiapine では，9：00と18：00の2回服薬者もそれぞれ2名ずつ含めた．

表III-4　第2世代抗精神病薬の抗躁作用（主な二重盲検比較試験）

有効性の評価	研究者	
Risperidone＝Li＝HPD	Segal, J	1998 Clin. Neuropharmacol., 21：176
Risperidone＋MS＝HPD＋MS＞PL＋MS	Sachs, G	2002 Am. J. Psychiatry, 159：1146
Risperidone＋MS＞PL＋MS	Yatham, LN	2003 Br. J. Psychiatry, 182：141
Olanzapine＝Li	Berk, M.	1999 Int. Clin. Psychopharmacol., 14：339
Olanzapine＝VPA	Zajecka, JM	2002 J. Clin. Psychiatry, 63：1140
Olanzapine＝or＞HPD	Shi, L	2002 Int. Clin. Psychopharmacol., 17：227
Olanzapine＋MS＞PL＋MS	Tohen, M	2002 Arch. Gen. Psychiatry, 59：62
Olanzapine＞PL	Sanger, TM	2003 J. Affect. Disord., 73：155, 2003
Olanzapine＝HPD	Tohen, M	2003 Arch. Gen. Psychiatry, 60：1218
Olanzapine＝VPA	Revicki, DA	2003 J. Clin. Psychiatry, 64：288
Olanzapine＋MS＞PL＋MS	Baker, RW	2004 Br. J. Psychiatry, 185：472
Quetiapine＞PL	Brecher, M.	2003 Bipolar Disord., 5：35
Quetiapine＋MS＞PL＋MS	Sachs, G.	2004 Bipolar Disord., 6：213
Aripiprazole＞PL	Keck, PE	2003 Am. J. Psychiatry, 160：1651
Aripiprazole＞HPD	Vieta, E	2005 Br J Psychiatry, 187：235-242
Aripiprazole＞PL	Keck, PE	2006 J. Clin. Psychiatry, 67：626-637, 2006
Ziprasidone＞PL	Keck, PE	2003 Am. J. Psychiatry, 160：741

MS：mood stabilizer　　PL：placebo　　HPD：haloperidol
Li：litium　　VPA：valproate

表III-5 Risperidone の急性期治療における至適用量

研究者	対象数	risperidone の用量(mg)	対照薬(mg)	結果	
Müller-Spanhn, F	136	1, 4, 8, 12, 16	HPD 10	釣り鐘型の反応曲線. 4-8 mg が至適用量域	1992 Clin Neuropharmacol, 15 (suppl 1): 90A
Chouinard, G	135	2, 6, 10, 16	HPD 20, PL	6 mg で最も高い有用性	1993 J Clin Psychopharmacol, 13: 25
Marder, SR	388	2, 6, 10, 16	HPD 20, PL	6 mg で最も高い有用性	1994 Am J Psychiatry, 151: 825
Peuskens, J	1362	1, 4, 8, 12, 16	HPD 10	症状改善は 4-8 mg で最高	1995 Br J Psychiatry, 166: 712
Möller, HJ	167	1, 4, 8, 12, 16	HPD 10	4 mg が至適用量	1997 Eur Arch Psychiatry Clin Neurosci, 247: 291

HPD : haloperidol, PL : placebo

している。特に Möller らの報告では，risperidone 4 mg/日では他群と比較して有意に錐体外路症状が少なく，risperidone 4 mg/日で症状改善症例の割合が haloperidol 10 mg/日と比較して有意に高かった。一方 2 mg/日は，初発例と再発例を区別なく解析した場合，その有効性が 6〜16 mg/日のそれよりも約 50 ％低く，6 mg/日と比較しても約 60 ％低かった[18]。現在我が国でも，この 4 mg/日付近が急性期での至適用量であると考えられる。

D_2 受容体との結合が緩い (loose binding) 場合には，シナプス間隙でのドーパミン濃度によって D_2 受容体占拠率が変化し，脳内からの排泄が早い薬物 (transient blockade) では，時間帯によって D_2 受容体占拠率が大きく変化する。しかし，risperidone の D_2 受容体阻害は高親和性で持続的 (tight-sustained タイプ) なため，脳内での D_2 受容体阻害状況は終日安定している。そのため，one point の PET での D_2 受容体占拠率測定結果を直接解釈しても，臨床現場での印象との解離は少ない。PET で線条体 D_2 受容体占拠率が，65 ％以上で抗精神病効果が現れ，78 ％以上になると錐体外路症状症状が出現すると言われている。Nyberg ら[62] は，初発の統合失調症患者に risperidone を 6 mg/日で 4 週間，引き続いて 3 mg/日で 2 週間の連続投与を行って，PET で D_2 受容体と $5HT_{2A}$ 受容体占拠率を測定した[34]。その結果，6 mg/日投与では D_2 受容体占拠率が平均 82 ％，$5HT_{2A}$ 受容体占拠率が平均 95 ％であり，3 mg/日投与ではそれぞれ平

均 72％，83％であった。また，6 mg/日投与時には 7 名中 6 名に，3 mg/日投与時には 7 名中 3 名に錐体外路症状が見られた。彼らは，risperidone の最少治療量を 4 mg/day とし，この用量を治療開始用量として推奨した。この 6 mg/日で約 80％の D_2 受容体占拠率は Farde ら[22,35] によっても支持されている。このように PET 研究の結果からも，risperidone は 6 mg/日以上の用量では錐体外路症状の頻度が高まることが示唆されている。

　米国の 2003 年版エキスパートコンセンサスガイドラインでは，急性期の初発例では 2.5〜5 mg/日，再発例では 4〜6.5 mg/日が推奨されている[33]。我が国では急性期の初発例では 2 mg/日に反応する患者が意外に多く，初発例に対しては 2〜5 mg/日の用量設定が妥当と思われる。症状改善が不十分なために増薬する場合でも，10 mg を越える用量では第 2 世代薬としての有用性が頭打ちとなる[87]。Risperidone 10 mg/日は，quetiapine 825 mg/日，olanzapine 30 mg/日，aripiprazole 30 mg/日，haloperidol 17 mg/日，chlorpromazine 800 mg/日に相当し[33]，各薬剤においても therapeutic window 上限付近である。上記の米国のガイドラインでは，急性期の極量を 10.5 mg/日に設定している。我が国では医療保険上，第 2 世代薬の上限は risperidone 6 mg/日とほぼ等価用量（perospirone 48 mg/日，quetiapine 600 mg/日，olanzapine 20 mg/日，aripiprazole 25 mg/日）である。しかし，それ以上の用量が一時的に必要な場合，risperidone 以外の薬剤は医療保険制度が足かせとなる。急性期治療では，どうしても risperidone 等価で 6 mg/日以上の処方が一時的にせよ必要となる場合があり，その場合には高用量まで保健医療でまかなえる risperidone の存在はありがたい。

　維持療法の二重盲検比較試験では，Csernansky ら[14] の研究が非常に洗練されている。彼らが用いた用量は，risperidone の平均用量が 4.9 mg/日，haloperidol が 11.7 mg/日であり，再燃率，錐体外路症状の出現共に risperidone が有意に勝っていた。米国のガイドラインでは，初発例での維持療法では 2〜4.5 mg/日，再発例では 3.5〜5.5 mg/日が推奨されている[33]。かつては急性期がすぎると，急性期用量から維持用量に大幅な減薬をし，その減薬方法自体に気を配らなければならなかった。しかし第 2 世代薬ではそのような大幅な減薬はあまり必要ではなくなった。例えば，1997 年の APA Practice Guideline では維持用量への減薬方法が掲載されていたが，2004 年の第 2 版では減薬方法自体の記載が

なくなった。これは，急性期での用量がかつてよりも少量化した結果でもあるが，逆に第2世代薬に有害事象が少ないために，維持療法の相対的な高用量化も同時に進行している結果とも考えられる。

近年 risperidone の患者1人当たりの1日処方用量が年々低下しつつあり，この傾向は olanzapine や quetiapine のそれが年々増える傾向にあるのと異なる（II章表II-10）。これは，他剤に較べて risperidone の投与量が必要十分な用量に収斂されてきた結果であり，逆に2～5 mg/日付近の用量は1 mg/日単位での厳密な滴定を治療者に強いる薬剤とも言える。

4．進化した haloperidol としての使用感

Haloperidol は第1世代薬の中でも最も信頼性の高い薬剤であり，全ての第2世代薬は開発の段階でこの薬剤との二重盲検試験を行っている。Haloperidol の特徴は，確実な抗幻覚妄想効果が必要以上の鎮静効果や眠気，低血圧症状を伴わずに現れる点である。特に急性期で問題となる敵意や攻撃性に対しては，3～6 mg の比較的少用量で効果が出現する印象がある。錐体外路症状はやや多いが，急性ジストニア以外の錐体外路症状が数日以上の時間経過の後に出現し，しかも抗コリン薬などでとりあえず対処可能であったため，救急を含めた急性期での薬剤選択ではあまりマイナス要因にはならなかった。

Haloperidol の D_2 受容体親和性は，ドーパミンよりも強く risperidone とほぼ同様（tight bading）であり（表III-3），脳組織から消失半減期は6.8日[40]と極めて長い（sustained blockade）。Haloperidol の抗幻妄想効果の確実性が，この tight-sustained な D_2 受容体阻害特性から出ているとすれば，それはそのまま risperidone にも受け継がれている。印象として，risperidone がより得意とする病態が，破瓜型の病像のように感情接触性が不良で解体した病態よりも，エピソード性で幻覚妄想が主体のエネルギッシュな病態であり，この点でも haloperidol に似ている。

Risperidone は，錐体外路症状に関しては haloperidol よりも優れている。我が国で行われた二重盲検試験の結果では，risperidone の錐体外路症状の出現頻度は，対照薬の haloperidol よりも少なかったものの有意差はなかった（図III-3）。これは治験で採用された用量比が risperidone：haloperidol＝1：1であり，現在の臨床現場で用いられている用量比1：1.7～2[33]であれば risperidone の方

(%)

[Bar chart showing extrapyramidal symptom rates for Risperidone, Perospirone, Quetiapine, Olanzapine, Aripiprazole, and Haloperidol, with bars for 急性ジストニア, パーキンソニズム, アカシジア, 振戦]

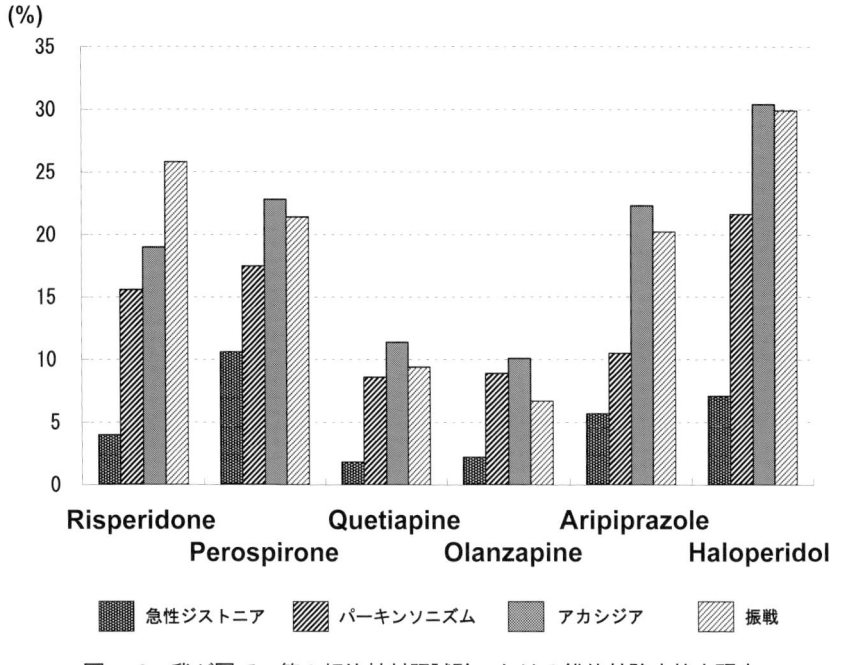

図Ⅲ-3　我が国での第3相比較対照試験における錐体外路症状出現率

文献 30, 31, 54, 56, 58 から作製

Risperidone, perospirone, quetiapine, olanzapine, aripiprazole と haloperidol の対象数（被験薬対象数：haloperidol 対象数）はそれぞれ，96：95, 70：75, 100：97, 90：84, 120：120

Risperidone, perospirone, quetiapine, olanzapine, aripiprazole と haloperidol の用量は（被験薬用量 mg/日：haloperidol 用量 mg/日）はそれぞれ，1-12：1-12, 8-48：2-12, -600：-18, 5-15：4-12, 6-24：3-12

Haloperidol の副作用出現率は，全治験の haloperido 群総数 471 名の加重平均値

第2世代薬の副作用出現率は，各被験薬剤の元データでの被験薬と haloperidol の副作用出現頻度の関係が再現されるように，修正された haloperidol の副作用出現率（n＝471）に対する被験薬剤の比率を算出した

パーキンソニズム：嚥下障害，筋強剛，構音障害，錐体外路障害，流涎，歩行異常の中で最も頻度の高い症候の頻度（%）

が錐体外路症状の出現頻度が少なかったと思われる．海外で行われた haloperidol 20 mg/日を対照薬とした二重盲検試験は，haloperidol 群が高用量すぎるので論外として，10 mg/日程度以下の haloperidol を対照とした研究では，risperidone の haloperidol に対する錐体外路症状の少なさは実証されている．

Peuskens ら[64]は，急性期の統合失調症患者 1362 名を対象に，haloperidol 10

mg/日を対照薬として，risperidoneの用量を1，4，8，12，16 mg/日に固定したした大規模試験を行った。その結果，risperidoneの用量が4 mg/日と8 mg/日の時に，haloperidolよりも有効率が高くなったが有意差はみられなかった。一方，risperidoneの錐体外路症状は，用量依存性に増加するものの，パーキンソニズム＋ジストニア＋ジスキネジアを総合した評価は，12 mg/日までは有意にhaloperidol 10 mg/日よりも少なかった。また，抗パーキンソン薬の併用も8 mg/日までは haloperidol 群よりも有意に少なかった。

Csernanskyら[14)]は，397名の統合失調症患者を対象に，維持療法に関する二重盲検試験を行った。その結果は，risperidone群の平均用量が4.9 mg/日，haloperidol群が11.7 mg/日であり，錐体外路症状の出現は有意にrisperidoneで少なかった。特に，服薬中断の理由となりやすいアカシジアの出現率がhaloperidolよりも有意に少なく，それはrisperidoneとhaloperidolの用量が5.7 mg/日対4.5 mg/日[45)]，3.3 mg/日対2.9 mg/日[69)]という低用量を用いた二重盲検試験でも実証された。しかし，quetiapine, olanzapine, aripiprazoleと比較すると，高用量域での錐体外路症状はrisperidoneで多い。

5. 内用液（oral solution）という薬剤

2002年にrisperidone内用液（RISos）が発売された。この薬剤は酸味の交じった苦みのある液剤で，原液のままでも，水に希釈しても服用できる。RISosは，発売当初から急性再燃時の危機介入のような，救急時の使用や頓用使用での確実な効果発現が多く報告された（表Ⅲ-6）。それには，Currierら[15)]による救急現場での有用性の報告が与えた影響が大きい。彼らは，急性の内因性精神病のために興奮状態にある患者162名を対象に，RISos 2 mg＋lorazepam 2 mg経口投与が，有効性を点でhaloperidol 5 mg＋lorazepam 2 mgの筋肉内投与に劣らないことを報告した。現在では，危機介入時の頓用使用だけでなく定期薬としての使用で，risperidone錠とはやや違った薬理学的特性のあることが報告されつつある（表Ⅲ-6）。

我が国で測定された薬物動態のデータでは，未変化体の血漿中濃度が最高になるまでに要する時間（T max）と，未変化体と主要な活性代謝物である9 OH-risperidoneを総合したT maxが，RIS錠と比較してRISosの方が統計的有意差をもって約20分早かった[79)]。しかし，さらに長い経過での動態や他の動態に

表Ⅲ-6　Risperidone 内用液（RISos）の特性

1．紙面で報告されている特性 　①Risperidone 錠と比較して効果発現が確実 　②Haloperidol などの抗精神病薬の筋肉内投与と比較して効果が同じまたはそれ以上 　③急性錐体外路症状などの副作用が少ない 　④使用が簡便で，職員の感染事故など使用上の問題も少ない 　⑤患者への侵襲が少なく服薬心理に好ましい影響がある 　⑥Risperidone 錠などの内服での維持療法へ移行しやすい 2．今後明らかにされていくだろう印象 　①服薬後数時間の鎮静，催眠は risperidone 錠よりも強い 　　　　Benzodiazepine で眠れないときの頓用として利用できる 　②外来の頓服薬としての評判がよい 　　　　水なしで簡便でき，効果発現が確実 　③連続投与での錐体外路症状が同用量の risperidone 錠よりも少ない 　④連続投与での性機能障害が同用量の risperidone 錠よりも少ない 　⑤定期薬として使用可能で，むしろ好む患者がある

関する項目も同時に評価した結果，両剤型は生物学的同等性があると結論づけられた[79]。海外で行われた同様の試験[25]では，わが国で行われた結果と異なりこれらの T max にも全く差はなく，やはり同等性ありと結論づけられた。

　武田らは，RISos の中枢 D_2 受容体阻害特性を推測するために，健常男性 10 名に risperidone 錠 1 mg，RISos 1 mg 原液および水溶液（＋水 100 ml），RISos 0.5 mg 原液または水溶液（＋水 100 ml）を投与し，20 分ずつ 180 分後までのプロラクチン値を測定した[79]。服薬順はランダムにし，2 週間以上の服薬間隔を設け，早朝空腹時に試験を行った。その結果，プロラクチン値は服薬後 60〜80 分後に最大となり，最大プロラクチン増加率（プロラクチン最大値/プロラクチン基礎値）は，RISos 1 mg 原液が risperidone 錠 1 mg よりも全例で高く，両者の間に有意差（p＝0.0051）が見られた（図Ⅲ-4）。RISos 1 mg 水溶液はそれらの中間的値となった。RISos 0.5 mg と risperidone 錠 1 mg の最大プロラクチン増加率の平均値と中央値は，RISos 0.5 mg の平均値が 9.19±4.2，中央値が 7.60，risperidone 錠で 7.80±2.5 と 8.10 となりともに近い値となった（p＝0.086，Wilcoxon 符号順位検定）（図Ⅲ-4）。一方，プロラクチン増加の

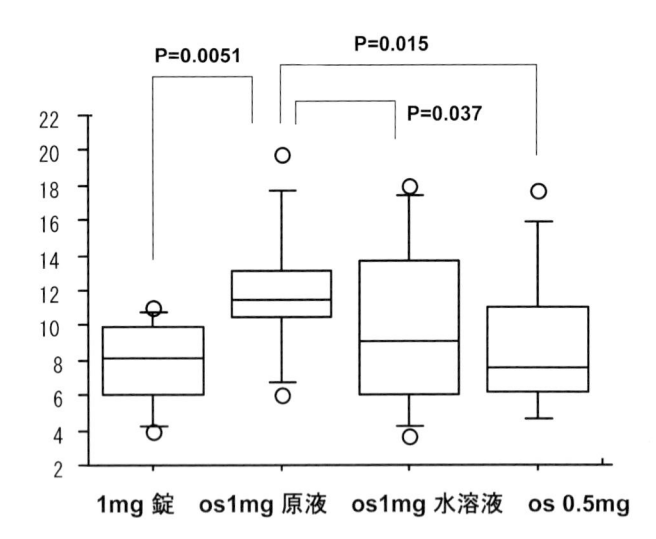

図Ⅲ-4 Risperidone 内用液（RISos），risperidone 錠の最大プロラクチン上昇率[#]
#：プロラクチン最高値／プロラクチン基礎値
4群間の Friedman 検定：p＝0.0010，2群間の比較は Wilcoxon 符号順位検定

早さ，つまり D_2 受容体阻害の早さは，RISos 1 mg 原液，水溶液，risperidone 錠 1 mg との間で有意差は見られなかった。
　このような結果より，最大プロラクチン増加率から推測される中枢での最大 D_2 受容体阻害は，RISos 原液の方が同用量の risperidone 錠よりも強力であることが示唆された。そして，RISos 0.5 mg と risperidone 錠 1 mg がほぼ同様の最大プロラクチン増加率を示すことから推測すると，D_2 受容体阻害が最大時の RISos 原液と risperidone 錠の D_2 受容体阻害力価比は，2：1であると考えられる。RISos の原液と水溶液で比較すると，原液の方が有意差をもって強力に作用し，水溶液では効果のバラツキが RISos や risperidone 錠と比較して大きかった（図Ⅲ-4）。したがって，RISos の効果を強力に引き出すためには，水溶液よりも原液での使用が望ましい。プロラクチンの上昇の速さは RISos 原液，水溶液，錠剤の間で差は見られなかった。しかし，RISos で生じる D_2 受容体阻害や，それと並行して生じる H_1 受容体阻害や α_1 受容体阻害が，同じような時間経過で強力に発現されるならば，同じ時間経過でみた場合の臨床的な手応えは RISos

の方がrisperidone錠よりも強力であろう。

　今回のRISosのrisperidone錠とのD_2受容体阻害力価比2：1は，抗精神病力価が2倍であることを意味してはいない。抗精神病力価は，抗精神病薬を慢性投与した場合に同様の抗精神病効果を示す用量比であり，今回の研究のような短期的なD_2受容体阻害力価だけでは結論を出せない。また，最近では急性錐体外路症状の発現が，RISosの方が錠剤よりも少ないとの印象が相次いで報告されており[79]，今回の結果と総合して考えると，RISosはrisperidone錠とは力学，動態学的に異なる剤型である可能性がある。

　このような作用上の差異が出る理由はまだ明らかになっていない。微量で強力に作用する点や，水溶液にするとかえって効果にバラツキの出る点は門脈系を通過しない吸収経路の存在を示唆するが，吸収速度がRISosと錠剤で差がないことや，RISos原液の吸収が意外に遅い点の説明が難しい。高血圧の治療薬のニフェジピンは，かつてはより速効で強力な作用を期待してカプセル内容物の舌下投与が行われた。現在は，低血圧症惹起の危険性から禁止となってるこの投与方法も，実は口腔粘膜からの吸収はほとんどなく，カプセル剤同様に胃や小腸など門脈系からの吸収で強力な作用が出ることがわかっている[24]。このように微量でしかも同じ胃小腸からの吸収でも，剤型を変えるだけで強力な作用が出る薬剤が他にもある点は示唆が多い。RISosの特殊性に関する研究は各方面で現在進行中である。

（武田俊彦）

B.　Quetiapine

　Quetiapine（quetiapine fumarate）は，clozapine同様の抗精神病薬を開発するというZeneca社の創薬目標のもとに，1984年に合成されたdibenzothiazepine誘導体の抗精神病薬でる。我が国では1992年から第Ⅰ相試験が行われ，2000年12月に承認を受けた。現在我が国では，錠剤25 mg，100 mg，細粒があるが，欧米で使用されている200 mg錠はない。薬理学的にはD_2受容体に対して，loose bindingでtransient blockadeという非常に特異なプロフィールの薬剤である。

Quetiapine fumarate

1. 薬理学的基礎情報

　Quetiapine は，clozapine をモデルに合成された抗精神病薬で，clozapine と類似した構造式をしている。D_2 受容体に対する親和性は，内因性ドーパミンのそれよりも弱い loose binding であり，その程度は抗精神病薬中最も低い（高 Ki 値）（表 II -5，表 III -3）。用量換算 Ki 値（図 III -5）での quetiapine の特徴は，$5HT_{2A}$，H_1，$α_1$ 各受容体への阻害の強さと $5HT_{2C}$，mACh 受容体阻害の弱さである。$5HT_{2A}$ 受容体阻害は錐体外路症状の軽減との関連，H_1 受容体阻害の強さは，鎮静・催眠作用，食欲増進作用と関連[1]，$α_1$ 受容体は末梢では低血圧や膀胱括約筋の弛緩，中枢では鎮静作用と関連している。特に H_1，$α_1$ 受容体阻害作用は，同じ抗精神病薬等価用量で比較した場合に clozapine を除く他の第 2 世代薬の中で最も強い（図 III -5）。H_1 受容体と並んで食欲増進と関連が推測されている $5HT_{2C}$ 受容体に対しては，risperidone，perospirone，aripiprazole 同様に親和性が低い。mACh 受容体阻害作用は，臨床で使用する濃度が高いために Ki＝1020 nM の低親和性でも olanzapine 8.1 や zotepine 6.3 と比較的近い用量換算 Ki 値（quetiapine 28）となった（図 III -5，表 II -5）。しかし，quetiapine の mACh への親和性に関しては，他に Ki＝1400 nM という報告もある一方で，Ki＞10000 nM の報告もある[77]。おそらくドーパミン系同様に，内因性伝達物質よりも低親和性（loose binding）であるほど副作用も生じにくいであろうが，これは予想の域を出ない。Quetiapine では，臨床上抗コリン性の副作用を感じることはないが，抗コリン性の副作用に感受性の高い利用者や高用量服用者では口渇や便秘の問題が生じる。

　錠剤，細粒共に腸管から吸収され，血中濃度は約 2 時間で最高値にまで達し，

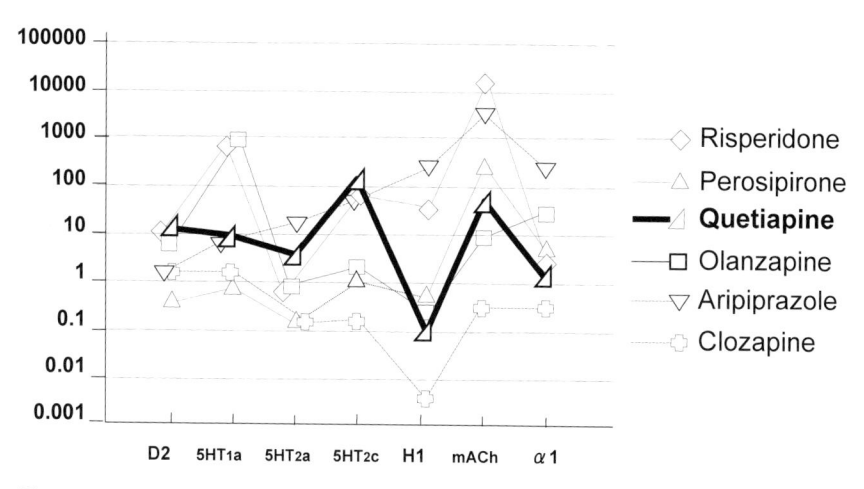

図Ⅲ-5 Quetiapineのhaloperidol 5mg等量用量換算Ki値（＝[Ki(nM)/等価用量*(mol)]×10⁵）
＊：risperidone 3 mg, perospirone 20 mg, quetiapine 325 mg, olanzapine 10 mg, aripiprazole 10 mg, clozapine 250 mg

半減期は約3.5時間である。この薬物動態は平均69歳の高齢者では，最高血中濃度は上昇するするものの，半減期はほとんど変化がなかった[5]。活性代謝物は2種類わかっているが，その血中濃度は未変化体と比較して10分の1以下であり，その半減期は未変化体と変わらない[17]。血中プロラクチン値の変化[77]（図Ⅲ-2）でも，PET（Positron Emission Tomography）による D_2 受容体占拠率の半減期の研究[35,74]でも D_2 受容体阻害の半減期が短く，transient blockadeタイプである。Quetiapineはloose bindingでなおかつtransient blockadeタイプの薬剤の典型であり，第1世代薬には全くなかった種類の薬剤である。

代謝は主にチトクロムp450 CYP3A4によって行われ，ごく一部は2D6も関与している。CYP3A4の阻害作用を有する抗真菌剤のketoconazole, itraconazol, グレープフルーツジュースやcimetidineなどでquetiapineの血中濃度は上昇する可能性がある。また，同酵素の誘導作用があるphenytoinやcarbamazepine, barbituratesで血中濃度減少が生じる可能性がある。

エピネフリンをquetiapineに併用した場合，quetiapineの α_1 受容体阻害作用のために，エピネフリンの α_1 受容体刺激作用よりも β 受容体刺激作用の方が優位に作用して血圧降下が生じることがある。従って，低血圧や喘息発作時と言え

ども，エピネフリンは併用禁忌薬となっている。

2．臨床的特徴

QuetiapineのD$_2$受容体阻害におけるloose-transientという薬理学的な特徴は，現在臨床使用できる抗精神病薬の中では類はなく，非常に興味深い。しかも，初回発症者のような抗精神病薬に対する反応性がよい症例では，1日1回投与でも十分有効なことがわかっており[88]，このことから抗精神病作用の発現にsustained blockadeが必要ではない症例が存在することが明らかになってきた。これはドーパミン系の過剰伝達を常時漏れなく制御するという考え方とは対極にある治療であり，統合失調症の病因やその制御のメカニズムを考える上で示唆に富み，新たな視点が求められている。

陽性症状の改善効果や長期の維持効果に関しては，まだ信頼性が十分とは言い難い。メタ解析では，症状改善の面で第1世代薬（主にhaloperidol）と比較して優位性がほとんど見られない[18,42]。この点で評価が，risperidoneやolanzapineよりも劣る[18,19,42]。メタ解析で，haloperidolを初めとする第1世代薬と比較して効果面で劣っていないことも実証されている一方で，haloperidolと較べて急性期効果が劣るのではないかとの意見も根強い[47]。

米国では，2004年に双極性障害に伴う急性躁病に，2006年には双極性障害に伴ううつ病に承認がおりた。うつ病に対して適応がみとめられている第2世代薬はquetiapineだけであり，今後臨床現場でその真価が問われることとなる。少なくとも，激越症状の激しいうつ病には，現状でもかなりの需要がある。ただし，その場合は，あくまでも抗うつ薬に付加する使い方が主流だった。

現在我が国で使用されている抗精神病薬の中では，錐体外路症状の発生が最も少ない薬剤だろう。この低錐体外路症状・比較的強い鎮静催眠作用・低抗コリン作用という組み合わせの抗精神病薬はこれまでになく，臨床現場での用途は広い。統合失調症で他の抗精神病薬に不耐性な症例はもとより，抑うつ状態における激越症状，脳器質性障害に伴うせん妄や行動障害，パーキンソン病治療中の幻覚妄想状態などは，良い適応だろう。抗コリン作用が弱くしかも錐体外路症状が少ないプロフィールは，二次性の陰性症状や認知障害の回避にも好ましい。しかし，服薬後の眠気は比較的強くそのことによる二次性の障害に対しては配慮が必要である。同時にD$_2$受容体やmACh受容体への親和性の低さ（高Ki値）のため，

表III-7　緊急安全性情報

投与中の血糖値上昇による糖尿病性ケトアシドーシス及び糖尿病性昏睡について
2002年4月　Olanzapine
関連の否定できない重篤な高血糖，糖尿病性ケトアシドーシス，
糖尿病性昏睡の副作用症例が9例（死亡例2例を含む）
2002年11月　Quetiapine
関連の否定できない重篤な高血糖，糖尿病性ケトアシドーシス，
糖尿病性昏睡の副作用症例が13例（死亡例1例を含む）

　他の抗精神病薬からのスイッチングが行われた場合に，反跳症状や離脱症状としての錐体外路症状や抗コリン症状が生じる可能性があるので注意が必要である。また，その loose-transient タイプという薬理学的特性から，D_2 受容体拮抗薬型の抗精神病薬の中では最もプロラクチン関連障害が少ない。

　Quetiapine は，眠気や特に初期に見られる低血圧症状のために，初日から十分量の投与が難しい。眠気は H_1 受容体阻害作用，低血圧は α_1 受容体阻害作用によって生じると考えられるが，いずれの副作用も個人差があることと，持続的な投与によって耐性が生じることでは共通している。Cutler ら[16]は，5日間で 50 mg から 400 mg に用量を増やす方法を推奨している。特に低血圧症状は数日である程度の耐性が生じるので，入院例ではこのような急速増量法も可能であるが，外来例では難しい。また，初めて抗精神病薬を服用する場合や，脱水や疲弊状態の場合には低血圧症状が出やすいので注意が必要である。

　Olanzapine とともに厚生労働省からの緊急安全性情報（表III-7）が出ている薬剤であり，糖尿病やその既往のある患者への使用は禁忌である。臨床現場の印象では，血糖値の上昇も食欲の増進も olanzapine ほどではない。Davis のランク付け[19]でも，体重増加は clozapine＝olanzapine＞risperidone＞quetiapine＞aripiprazole＝第1世代薬（haloperidol など）となっている。脳梗塞後の抗精神病薬への不耐性状態に対して quetiapine は良い適応であるが，糖尿病を合併している場合に我が国では事実上使用できない。

3. 用量に関して

　Quetiapine の D_2 受容体に対する loose-transient という阻害の形態は，シナ

プス間隙のドーパミン濃度の影響を受けやすい。シナプス間隙のドーパミン濃度には個人差や病態差があり，それによってquetiapineのD$_2$受容体遮断状況は変動しやすい，それが個人への用量滴定のしにくさの原因になっている可能性がある。臨床での用量設定は，必要十分量を越えた用量での治療となりがちな薬剤であり，使いこなすには，他剤以上に適応症例，用量設定の面で習熟が必要である。

このような用量設定の難しさは，急性期での推奨用量や等価換算にも現れている。1999年版の米国のエキスパートコンセンサスガイドラインでは，統合失調症の初発症例と再発症例で目標平均投与量がそれぞれ，298.0 mg/日，436.8 mg/日であった。わが国でも，市販前のオープン試験で，試験開始8週後の最終全般改善度が「中等度改善」以上と判定された患者群の平均投与量が287.7±147.6 mg/日であり，これが一つの目安となった。わが国で臨床使用が可能となった2001年時点での等価換算のデータは，haloperidol：quetiapine比が1：25〜33[1]）であった。その後臨床経験が蓄積されるにつれて，推奨用量と等価換算は変化してきている。2003年版の米国のエキスパートコンセンサスガイドライン[33]）では，初発症例と再発症例で推奨投与量がそれぞれ，350〜700 mg/日，500〜800 mg/日に上昇している。そして現在では，haloperidolとの等価換算を概ね1：50（risperidone：quetiapine≒1：100）とみるのが妥当であろう[1,33]）。このような臨床用量の漸増，広い用量幅の設定の背景には，quetiapineの反応性の個体差，病態差の大きさから派生する用量設定の難しさが影響していると考えられる。わが国でも，急性期の初発例には，300〜750 mg/日，再発例には，500〜750 mg/日の用量を目標とすることが妥当と思われる（表Ⅲ-2）。Quetiapineを処方する場合には，症状改善が思わしくない場合に最低でも500 mg/日を越える用量まではチャレンジすることが必要だろう。上記の2003年版の米国ガイドラインでは，quetiapineでの治療が無効か否かの見極め用量を650〜1100 mg/日と設定している[33]）。

維持療法での用量設定に関しては，risperidoneやolanzapineと同様に急性期用量を踏襲する方法が推奨されている[1,33]）。しかし，急性期用量が急性期の必要十分量を超えている可能性が高い薬剤であるため，急性期に急峻な増量を行った場合や，推奨用量を逸脱している場合には慎重な減量も考慮しなければならない。

我が国で行われた長期投与試験[55]）は，第Ⅱ相試験でquetiapineの有効性が認められた症例77例を対象に行われた。最終全般改善度が「中等度改善」以上と

判定された患者群の試験導入時（quetiapine での治療開始後 8 週終了時）の平均投与量が 287.7±147.6 mg/日で，300〜450 mg/日の用量域が最も処方件数が多く全体の 41％，次いで 150〜300 mg/日の 32％，450〜600 mg/日の 14％の順だった。6 ヵ月から 1 年にわたる長期投与試験でのドロップアウトは 27％で，研究終了時の平均投与量は 336.5±183.8 mg/日とやや増加した。最も処方件数の多い用量域はやはり 300〜450 mg/日で全体の 38％であったが，件数は 26 例から 19 例に減少した。次いで処方件数が多かったのが 150〜300 mg/日の 22％で，450〜600 mg/日の 20％と続いた。ドロップアウトによって全体の件数が減少したにもかかわらず，450〜600 mg/日，600〜750 mg/日では逆に件数が増えていた。中長期の経過の中で，中低用量域が減少し，450 mg/日以上の処方が増加して，全体として処方量が増加したのがわかる。ちなみにわが国で行われた risperidone の長期試験では，このような維持用量の増加は観察されなかった[29]。

　このような用量増加の原因として，薬理学的特性からくる維持用量の滴定の難しさと，長期使用によって quetiapine に対する耐性が一部の症例で生じている可能性が考えられる。D_2 受容体に対してドーパミンよりも非常に弱く結合（loose binding）する quetiapine は，ドーパミンよりも強固に D_2 受容体に結合（tight binding）する薬剤よりも，D_2 受容体上での内因性ドーパミンとの競合が熾烈である。Tight binding の薬剤がドーパミン濃度の影響をあまり受けないのに対して，loose binding の quetiapine がドーパミンよりも優位に D_2 受容体に結合し，ドーパミン伝達を十分阻害するためには，常に quetiapine 濃度がドーパミン濃度よりもかなり高く維持されなければならず，その意味で quetiapine は内因性ドーパミン濃度の影響を受けやすい。維持療法の期間，常に必要にして十分な quetiapine による D_2 受容体阻害を維持することは，その用量設定の点で習熟を要する。また，理論的には quetiapine の持続投与によって D_2 受容体系に伝達促進（upregulation）が生じると，それによる D_2 受容体阻害の相対的低減が生じ結果的に耐性が生じる。このような upregulation の影響は，loose binding では特に受けやすい。実際ヒトの脳で伝達促進が生じているのかは判明していない。また，動物実験では第 2 世代薬では伝達促進が生じにくいとの意見もある[23,57]。しかし，ヒトの下垂体のプロラクチン分泌細胞上の D_2 受容体では，quetiapine や perospirone の連続投与でドーパミンの過剰伝達が生じうることがわかっている[77]。表Ⅲ-8 に示したように，perospirone では 5 例全例で，

表Ⅲ-8　Perospirone と Quetiapine のプロラクチン変動

Perospirone 群	18:00 服薬量 (mg)	9:00 服薬量 (mg)	血漿中プロラクチン濃度 20:00	7:00	17:00
P 1	24	0	48.6 ↑	3.5 ↓	6.8
P 2	24	0	33.1 ↑	4.8	2.4 ↓
P 3	16	0	81.4 ↑	4.4	2.1 ↓
P 4	48	16	59.5 ↑	3.3 ↓	2.9 ↓
P 5	32	8	113.0 ↑	3.4 ↓	1.6 ↓
mean±s.d.			67.1±31.1*	3.9±0.7**	3.2±2.1**

*, **：3群間の分散分析（F値=20.82, p=0.0001）
**：2時間後のプロラクチン値との間に有意差あり（P<0.0001, Fisher's PLSD）
正常値は, 3.58-12.78 ng/ml で, ↑は異常高値, ↓は異常低値を示している

Quetiapine 群

Q 1	400	0	14.1 ↑	7.04	11.2
Q 2	200	0	81.0 ↑	9.38	4.29
Q 3	300	100	20.3 ↑	1.85 ↓	0.84 ↓
Q 4	100	100	11.7	7.85	3.90
Q 5	300	0	48.7 ↑	13.0 ↑	8.74
mean±s.d.			35.2±29.6$	7.8±4.0$$	5.8±4.1$$

$, $$：3群間の分散分析（F値=4.442, p=0.036）
$$：2時間後のプロラクチン値との間に有意差あり（P<0.029, Fisher's PLSD）

　quetiapine では5例中1例で, プロラクチンの異常低値を示した。プロラクチンの異常低値は, プロラクチン分泌細胞膜上の D_2 受容体を介した伝達促進が生じた結果と考えられ, 中枢の D_2 受容体でも同様の伝達促進が生じている可能性がある。Quetiapine による維持療法で耐性を懸念する意見[77]もみられるので念頭には置くべきだろう。

　維持療法において, 突然の quetiapine 中断による反跳性の再燃は注意しなければならない。D_2 受容体阻害が quetiapine と同様の loose binding で, 半減期も比較的短い clozapine では, 維持療法中の服薬中止によって数日以内に再燃する可能性が報告されている[51]。これは, D_2 受容体阻害の急激な低下の結果, D_2 受容体へのドーパミン結合が急速に増加するためと考えられている[51]。このような反跳現象は全ての症例で生じるわけではないが, 再発脆弱性が高く服薬が不規則になりがちな症例には, sustained タイプの薬剤の方が安全かも知れない。

4. プロラクチン値異常とプロラクチン関連障害

　プロラクチンは下垂体前葉のプロラクチン分泌細胞（lactotroph 細胞）から分泌され，それは分泌細胞膜表面上に存在する D_2 受容体の制御を受けている。抗精神病薬が持つ D_2 受容体阻害作用は，内因性ドーパミンの作用に拮抗してプロラクチン分泌に対しては抗抑制（disinhibition）作用を示し，その結果プロラクチン分泌亢進が生じる[80]。高プロラクチン血症がある程度以上持続すると，種々のプロラクチン関連障害が生じる。関連障害には，月経異常や卵胞発育の障害，精子形成能やその運動能の低下などの男女の生殖能異常などがあるが，最近，骨密度の低下や精神状態への悪影響なども懸念されており[80]，プロラクチン関連障害が抗精神病薬利用者の生活に及ぼす影響は大きい。第 2 世代薬の登場によって高プロラクチン血症は積極的に対処可能な有害事象となってきているので，薬剤個々の特性を理解してプロラクチン関連障害が生じないように処方することが必要である。

　D_2 受容体拮抗薬である抗精神病薬（第 1 世代薬，risperidone, perospirone, quetiapine, olanzapine, clozapine）は，プロラクチン値上昇が避けられないことはまず事実として押さえておかなければならない。これは末梢での D_2 受容体阻害とプロラクチン値上昇が不可分である以上当然のことである。ただし，個々の薬剤によってプロラクチン値の上昇パターンに違いがあり，それによって関連障害の出現に差が生じることもまた事実である。

　プロラクチン上昇パターンには，短期上昇型と持続上昇型と中間型の 3 パターンがある（表III-9, 図III-2）。短期上昇型には perospirone, quetiapine, clozapine が属し，プロラクチン値の日内変動が大きく，翌朝には正常または正常域以下にまで低下する。武田らの調査では，perospirone, quetiapine での朝夕でのプロラクチン値低下は，それぞれの薬剤を 1 日 2 回にして服用しても同様であり，17：00 のプロラクチン値は正常か正常以下だった（表III-8）。持続上昇型には risperidone と第 1 世代薬が属し，それらでプロラクチン値は若干の日内変動があるものの持続的な高値を示した。一方，olanzapine のプロラクチン値変動は上記 2 群のいずれでもなく，なだらかな日内変動を示すものの，終日異常高値を示す症例がなく，プロラクチン値高値はあっても一時的だった。したがって，olanzapine の日内変動パターンは中間型とした。

表III-9 血漿プロラクチン(PRL)値の上昇パターンによる抗精神病薬の分類

	第2世代薬	第1世代薬
PRL 短期上昇型	perospirone quetiapine	なし
中間型	olanzapine	なし
PRL 持続上昇型	risperidone	haloperidol sulpiride sultopride zotepine

(文献 80 より)

　D_2 受容体への親和性は，最高プロラクチン濃度に関係する因子と考えられる。D_2 受容体親和性が高い抗精神病薬では最高プロラクチン濃度が高く，低親和性の抗精神病薬で低い傾向がある。

　Aripiprazole は，D_2 受容体に対して高親和性（ki 値＝0.34 nmol/L）であるにもかかわらずプロラクチン値の異常上昇は皆無に等しい[80]。しかも未変化体の血中半減期が平均 60 時間と非常に長いことから考えて，このようなプロラクチン値の特性は終日持続していると考えられる。このように aripiprazole がプロラクチン値への影響が少ない原因は十分に解明されてはいないが，この薬が持つ D_2 受容体部分刺激作用は大いに関係していると考えられる[80]。

　プロラクチン関連障害が出た場合の抗精神病薬のスイッチングには 2 つの考え方がある。1 つはプロラクチン持続上昇型から短期上昇型薬剤への変更，すなわち perospirone, quetiapine, clozapine への変更である。Risperidone や haloperidol から perospirone へスイッチングすることで，プロラクチン関連障害が改善される症例はしばしば経験される。もう 1 つは最高 PRL 値のより低い薬剤への変更，つまり olanzapine, quetiapine, clozapine, aripiprazole への変更である。D_2 受容体拮抗薬の中では quetiapine が最もプロラクチン上昇は少ない。

(武田俊彦)

C. Perospirone

　Perospirone は，1987 年にわが国の住友製薬（現在：大日本住友製薬）によって合成された抗精神病薬で，2000 年 12 月に製造承認を受けた国産第 1 号の第 2 世代抗精神病薬である。同社が合成した 5HT$_{1A}$ 受容体部分作動薬である tandospirone と共通の骨格をもとに合成された抗精神病薬であるため，5HT$_{1A}$ 受容体部分刺激作用はそのまま継承されている。現在，錠剤 4 mg，8 mg がある。細粒剤は，開発段階で錠剤との生物学的同等性が証明されなかったので発売にはならなかった。Perospirone は，D$_2$ 受容体阻害が tight-transient タイプの抗精神病薬であり，現在わが国では，このような特性の抗精神病薬は他に存在しない。

1. 薬理学的基礎情報

　Perospirone の D$_2$ 受容体に対する親和性は，現在使用可能な第 2 世代薬の中では aripiprazole に次いで高く（表Ⅲ-3），用量換算 Ki 値は最も値が小さく（図Ⅲ-6），他剤に較べて D$_2$ 受容体阻害は強力（tight binding）である。しかし，錐体外路症状の発生が haloperidol や mosapramine よりも少ないのは，強力な 5HT$_{2A}$ 受容体阻害作用や 5HT$_{1A}$ 受容体刺激作用の存在以外に，D$_2$ 受容体阻害が transient　blockade であることも大いに関係していると考えられる。この

Perospirone hydrochloride hydrate

Tandospirone citrate

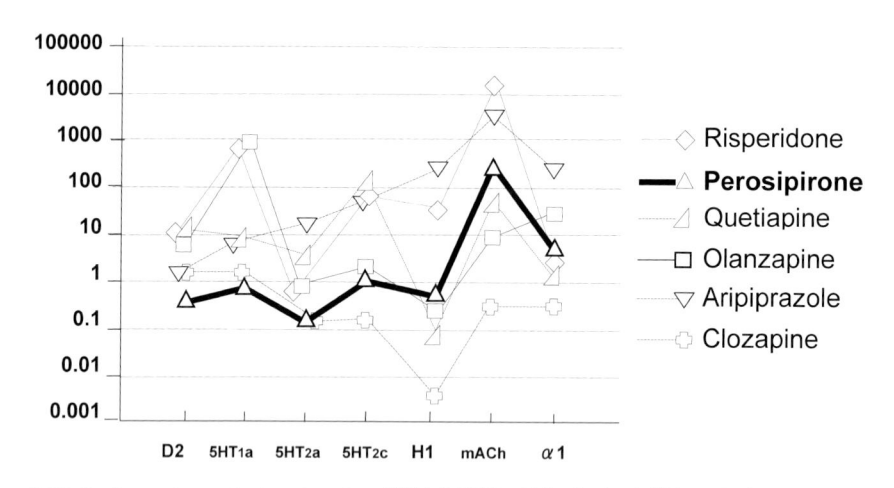

図III-6 Perosipironのhaloperidol 5mg等量用量換算Ki値(＝[Ki(nM)/等価用量*(mol)]×10⁵)
＊: risperidone 3 mg, perospirone 20 mg, quetiapine 325 mg, olanzapine 10 mg, aripiprazole 10 mg, clozapine 250 mg

transient blockade は，プロラクチンによる研究[76,77,80]だけでなく，中枢においても PET (Positron Emission Tomography) によって確認されている[3]。D_2 受容体阻害が tight-transient タイプであることは非常にユニークで，わが国で使用できる他の抗精神病薬にはない性質である。特に末梢での半減期は，α 相は 1～3 時間，β 相は 5～8 時間（表III-3）と非常に短く，しかも perospirone 服薬後のプロラクチン変動の研究から，この半減期の短さは，連続投与した場合にもほとんど変わらないと考えられる[76,77]。半減期の短い薬剤は血中濃度の立ち上がりも素早く，perospirone の血中濃度が最高値となる T max は，1.4～1.7 時間であった。これは risperidone, quetiapine と並んで早い立ち上がりである。

H_1 受容体阻害作用と $5HT_{2C}$ 受容体阻害は比較的強く，用量換算 Ki 値では olanzapine のそれにほぼ匹敵する。一方 mACh 受容体阻害は弱く，そのため口渇や便秘，記銘力障害などの不快な副作用が極めて少ない。$5HT_{1A}$ 受容体への親和性は非常に強い。Perospirone はこの受容体への部分刺激作用を有しており，この受容体の刺激は，抗不安作用，抗うつ作用，認知機能の改善，神経発達と関連し，その方面の臨床報告も徐々になされつつある[77]。

Perospirone の活性代謝物の中で最も D_2 受容体親和性が高いのが ID-

15036（Ki値は，D_2：16 nM，$5HT_{2A}$：4.9 nM）で，これはolanzapineとほぼ同様のD_2 loose bindingを示す[57]。また，ID-15036は，血中での動態は未変化体とほぼ同様だが，ピーク時の濃度は未変化体の2～8倍高く，AUC（area under plasma concentration-time curve）も4～13倍ほどになる[57]。しかし親和性が11.4倍高いperospirone未変化体の方が低濃度で十分なD_2受容体阻害が達成できる。D-15036は，単体で用いたとしても濃度が未変化体よりも11.4倍以上高くない限り，未変化体よりもD_2受容体を広範囲に占有することはない（II章の式3参照）。さらに，シナプス間隙にperospirone未変化体とID-15036が共存する場合には，D_2受容体結合の競合は未変化体が圧倒的に強力であり，実際にID-15036が阻害するD_2受容体はわずかであると推測される。つまりID-15036は高濃度存在しても，そのD_2受容体へのloose bindingの特性は活かされていない可能性が強い。

　動物実験ではperospironeの連続投与によっても，線条体D_2受容体密度の点でもドーパミン系を介した行動薬理学的試験からもドーパミン系の伝達促進（upergulation）は観察されていない[57]。しかし同じ実験系でhaloperidolでは促進が観察されており[57]，この伝達促進は遅発性の錐体外路症状や過感受性精神病の発現に関与が推測されてきた。第2世代薬は，このドーパミン系伝達促進が生じにくいと言われているが，プロラクチン値を測定した結果ではperospirone服用者の全例（n=5），quetiapine服用者の20％（5名中1名）でプロラクチンが異常低値を示す時間帯があることがわかった（表III-8）[76,77]。つまり，perospironeやquetiapineでは，一部の症例で脳下垂体プロラクチン分泌細胞上のD_2受容体では伝達促進が生じている可能性がある。ちなみに，Risperidone，olanzapineでは24時間阻害が持続するために，aripiprazoleは全くプロラクチンを上昇させないために，プロラクチンで伝達促進を観察することはできない。

　代謝系には主にチトクロムp450 CYP3A4が関与するので，その阻害作用を有する抗真菌剤のketoconazole, itraconazol，グレープフルーツジュースやcimetidineなどでperospironeの血中濃度は上昇する可能性がある。また，同じチトクロムp450 CYP3A4で代謝されるbenzodiazepine系薬物では，代謝酵素を競合的に阻害しその血中濃度を上げる可能性がある。同酵素の誘導作用があるphenytoinやcarbamazepine, barbituratesで血中濃度減少が生じる可能性がある。また，perospironeにも弱いながら$α_1$受容体阻害作用があるため，エピネ

フリンとの併用は禁忌となっている。併用した場合，重症の低血圧を生じる可能性がある。

2．臨床的特徴

　処方した印象は，良くも悪くも穏やかな手応えの抗精神病薬である。D_2受容体阻害に関してはtight-transientタイプという他に類をみないユニークなプロフィールである。しかも，1日1回投与で十分な有効性が得られる症例があり，そのような症例では，sustainedタイプの薬剤による治療は，必要十分を越えた治療と言えるのかも知れない。治療反応性の良い症例で，必要にして十分な薬物療法を目標にする場合，perospironeは不可欠の薬剤と言える。

　統合失調症に対する有用性に関しては，haloperidolとmosapramineを対象とした二重盲検試験が行われた。対象は，第1世代薬からの切り替えの慢性統合失調症が大部分を占めた。Haloperidolを対照薬とした試験[30]では，有効性の比率ではperospironeが勝り，同薬の比劣性が証明された。特にperospironeがhaloperidolよりも有意に改善した項目は，「欲動性低下」と「不安・抑うつ」であった。Mosapramineを対照薬とした試験[30]では，中等度以上改善した症例の割合が両薬共に37％であったが，統計的には同等性が証明できなかった。これは統計解析上の検出力不足のためで，haloperidolとの比較研究でのperospirone群の症例も加えて検証した場合には同等性が証明できた。Perospironeがmosapramineよりも優勢に改善した項目は，「欲動性低下」と「不安・抑うつ」であったが，「敵意・疑惑」の項目ではmosapramineの方が優勢であった。これらの有効性評価を総括すると，perospironeは第1世代薬から切り替えた場合には，haloperidolとmosapramineと比較して有効性はほぼ同等で，特にそれらの第1世代薬と較べて「欲動性低下」と「不安・抑うつ」での改善が優れていた。

　実際に臨床現場で使用した印象でも，押さえつけるような鎮静作用や不快気分（dysphoria）は非常に少ない。しかし同時に精神運動興奮に対しては，そのコントロールが難しい。この押さえつけるような鎮静作用や不快気分が非常に少ない点は，興奮のない症例や陰性症状や抑うつ症状を呈している症例，さらに維持療法に至っている症例に対しては望ましい特性である。他剤での維持療法で，徐々に鎮静作用や押さえつけられるような不快気分が出てくる症例に対しては，

表Ⅲ-10　第2世代抗精神病薬の特性

抗精神病薬	有効性	錐体外路症状	体重増加	プロラクチン上昇	用量(mg/日)
Clozapine	4	0	4	0	500
Olanzapine	3	1	4	0	20
Amisulpride	3	2	1	3	400
Risperidone	3	2	3	3	4
Aripiprazole	2	1	1	0	10
Quetiapine	2	0	2	0	400
Ziprasidone	2	1	1	0	120
第1世代薬（haloperidolなど）	2	4	1	2	10

（文献19より）

perospironeへの置換を考慮してよいかも知れない。

また，H_1受容体や$5HT_{2C}$受容体への阻害作用が強いものの，体重増加や代謝系への影響も現在のところ悪影響は報告されていない。海外では，perospironeと似た構造の薬剤としてziprasidoneが使用されているが，ziprasidoneは体重や代謝系への影響は非常に少ないというエビデンスが確立されている（表Ⅲ-10）。ZiprasidoneのH_1受容体や$5HT_{2C}$受容体への作用は，haloperidol 5 mg等量の用量換算Ki値でそれぞれ2.2と5.4であり，H_1受容体阻害はolanzapineやperospironeのそれよりもやや弱いものの，$5HT_{2C}$受容体阻害はそれら薬剤と同等である（表Ⅱ-5）。ただ単にH_1や$5HT_{2C}$受容体への親和性が高いだけでは，体重増加や代謝系への影響は結論づけられないということである。それら受容体への結合が，transientかsustainedであるかも重要な要素なのかもしれない。

抗コリン作用がないこともそれによる中枢，末梢系副作用が回避できる点で好ましい。さらに，perospironeでは終日高プロラクチン血症を呈することがない（表Ⅲ-8，図Ⅲ-2）。したがって，持続的な高プロラクチン血症を呈する薬剤によって性機能障害が生じた場合には，その改善のために選択されるべき薬剤の一つとなりうる[77,80]。

受容体への親和性では，H_1受容体やD_2受容体への作用が強力だが，鎮静・催眠作用や錐体外路症状といったそれら受容体阻害から生じる副作用は多くない。

それは，それら受容体阻害が一過性であることも大いに関係していると思われる。逆に perospirone は服薬後の血中濃度の立ち上がりが risperidone や quetiapine 同様に早く，脳からの消失も速やかなので，服用後1〜2時間後の抗精神病効果や催眠・鎮静作用を入眠補助や頓用に積極的に利用できる。つまり，夜間に服薬した場合に翌朝にそれら作用が持ち越さない，また急性再燃時の危機介入での使用で蓄積が少ないという利点がある。ただし，用量換算 Ki 値での D_2 受容体阻害は，第2世代薬5剤の中で最も強力だが，H_1 受容体阻害に関しては，perospirone 20 mg が olanzapine 10 mg よりもやや弱いくらいである。また，H_1 受容体阻害による鎮静・催眠作用は感受性に個人差が大きい。

Perospirone の D_2 受容体阻害能と錐体外路症状との効力比（治療係数）は，risperidone や haloperidol よりも優れている[57]。Risperidone や haloperidol のような tight-sustained タイプの薬剤に対する治療係数の優位性は，transient blockade によるものではなかろうか。Perospirone の錐体外路症状は，haloperidol や mosapramine を対照薬とした第III相比較試験[57]の結果では，ほぼ全ての錐体外路症状の発生率，抗パーキンソン薬の併用率で perospirone の方が低く，haloperidol に対しては有意差がみられた。錐体外路症状の中ではアカシジアが最も頻度が高かった（図III-3）。錐体外路症状の出方は risperidone 同様に用量依存性であるが，市販後のアンケート調査では，少なくとも 24 mg/日までは錐体外路症状をさほど気にせずに使用できるとの結果であった[90]。実際に使用した印象でも，24 mg/日までは抗パーキンソン薬の必要性は低い。これは，risperidone に換算すると 3〜4 mg/日に相当し，risperidone もこの用量までは抗パーキンソン薬の併用が不要であることと一致する。しかし，24 mg/日を越える用量では，錐体外路症状の発生は用量依存性に頻度を増すが，risperidone よりも出現に個人差があり，発生しても重症化しない印象がある。一方 48 mg/日を越えると錐体外路症状が多いことがわかっている[57]。

維持療法において，突然の断薬による反跳性の再燃の可能性は，quetiapine 同様に念頭に置くべきだろう。先に述べたようにプロラクチンを指標に D_2 受容体伝達を推測した場合，連続投与で quetiapine よりも perospirone の方が D_2 受容体を介する伝達促進は生じやすいようである。これが，中枢 D_2 受容体でも再現されているか否かはわからないが，再現されているとすれば，perospirone では quetiapine 以上に反跳現象に注意しなければならないだろう。

3. 用量に関して

　同じtransinet blockadeの薬剤であるquetiapineに較べると，用量滴定は容易である。それは，tight bindingである分だけ，quetiapineよりもシナプス間隙のドーパミン濃度の影響を受けにくいからだろう。しかし，症例によって，あるいは病期によって必要なD_2受容体阻害時間が異なることが予想される。どれだけ強力にD_2受容体を阻害するかに関して，sustainedタイプのrisperidoneやolanzapineでは用量のみを滴定すればよかったが，transientタイプの薬剤では阻害時間のファクターも入ってくるので，ファクターが増える分だけ個別の用量滴定が難しくなる。同じtight bindingのrisperidoneやhaloperidolよりも，用量設定が難しい印象があるのはこのような要因によると考えられる。従ってこの薬剤も，必要十分量よりも用量の多い治療に傾きやすい傾向がある。現在のところはperospironeに関しては服薬回数と有効性の関係はわかっていない。

　Haloperidolとの等価換算はわが国で行われた後期第II相試験で評価され，haloperidol 1 mgに対してperospirone 4 mg（平均3.8 mg）であった。この換算は，両薬に共通して反応の良い症例に対して用いられるべきもので，日常臨床ではあくまでも参考値である。したがって，perospironeが苦手とする精神運動興奮の激しい症例に関しては，perospironeの比率を上げることも必要かもしれない。

　Perospironeを初発例に投与する場合の目標用量は，急性期は8～32 mg/日，維持療法期は8～24 mg/日が適当である（表III-2）。PET研究[3]でも，perospirone 16 mgを単回投与した場合，1.5時間後の線状体D_2受容体占拠率は74.8％まで上昇し，それが25.5時間後には31.9％にまで低下することがわかっている。線状体でのD_2受容体占拠率が70％程度まで上昇することが抗精神病効果の発現に必要であるならば，perospirone 16 mg程度を少なくとも1日1回服用することが必要と言えよう。再発例では，急性期は16～48 mg/日，維持療法期は12～36 mg/日を目標とすべきである。48 mg/日を越える高用量に関しては，改善率が後期第II相試験でそれ以下の用量よりも低下した[30]。48 mg/日を越える高用量使用に関しては，それ以外にエビデンスも議論もほとんどない状態である。ただし，治療抵抗性の統合失調症でperospironeが奏功した症例では，大半が40 mg/日以上使用され[41]，症例によっては48 mg/日付近あるいはそれ以上を至

適とする症例も存在するようである。

　維持療法での用量は，高用量でない限り急性期用量を維持し，減量は慎重にすべきである。Risperidone や haloperidol のような tight-sustained タイプの抗精神病薬と同じ感覚で減量して良いのか否か不明である。わが国での6ヵ月から1年にわたる長期投与試験（n=55）では，状態の維持は他剤の結果と遜色ないものであったが，症例数，観察期間共に十分とは言えない。今後臨床現場での十分な議論が必要であろう。

4. セロトニン（5HT）1A受容体部分刺激作用

　$5HT_{1A}$ 受容体の刺激は抗不安作用，抗うつ作用，認知機能の改善，神経発達と関連しており，perospirone には $5HT_{1A}$ 受容体部分刺激作用がある。Perospirone の $5HT_{1A}$ 受容体への親和性は 2.9 nM であり，tandospirone（Ki値=25 nM）の約9倍強力に結合し，用量換算 Ki 値で比較した場合，第2世代薬5剤の中で最も強力に（高い占拠率で）受容体に結合する。このような $5HT_{1A}$ 受容体への作用を有する抗精神病薬には，clozapine，quetiapine，ziprasidone，olanzapine，aripiprazole などがある。

　これまでにも統合失調症に対して，tandospirone や buspirone など純粋な $5HT_{1A}$ 受容体部分作動薬が，抗精神病薬に付加投与されてその効果が研究されてきた。その結果，記憶や遂行機能のような認知機能の改善，BPRS（特に陽性症状）の改善，PANSS（陽性症状と陰性症状）の改善などが報告されてきた[63,72]。おそらく，perospirone でもこのような効果が発現していると考えられる。ただ抗精神病薬の $5HT_{1A}$ 受容体部分刺激作用を議論する場合，それら薬剤のヒトの脳内での受容体部分刺激作用（内活性）の程度は測定する方法がなく，また抗精神病薬の作用や副作用の中から $5HT_{1A}$ 受容体部分刺激作用による効果だけを抽出することもできない。しかし理論的には非常に興味深い作用であり，今後の研究が期待される分野である。Perospirone を統合失調症以外に，抑うつ症状を伴う感情障害や不安性障害に，抗うつ薬や抗不安薬の作用を増強する薬剤として使うことは可能だろう。

（武田俊彦）

D. Olanzapine

Olanzapine は，Eli Lilly 社が合成した抗精神病薬で，米国では 1996 年，本邦では 2000 年 12 月に承認となった。現在，錠剤 2.5 mg，5 mg，10 mg，細粒，口腔内崩壊錠 5 mg，10 mg があり，risperidone とならんでエビデンスは豊富である。現在既に急性期治療薬，維持療法薬としての信頼性が確立されている抗精神病薬である。Olanzapine の注射剤は海外では使われており，現在我が国への導入が検討されつつある。

1. 薬理学的基礎情報

Olanzapine は，clozapine をモデルに合成された抗精神病薬で，clozapine と類似した構造式をしている。D_2 受容体に対する親和性（Ki 値）は，内因性ドーパミンのそれよりも弱く，loose binding である。その程度は，sulpiride とほぼ同程度である（表III-3）。用量換算 Ki 値（図III-7）での olanzapine の特徴は，$5HT_{2A}$，$5HT_{2C}$，H_1，mACh 各受容体への阻害の強さと $α_1$ 受容体阻害の弱さである。$5HT_{2A}$ 受容体阻害は錐体外路症状の軽減，認知症状の改善，$5HT_{2C}$ 受容体阻害は食欲増進作用[77]や，前頭前野のカテコールアミン系賦活を介した陰性症状改善[77]への関与が推定されている。H_1 受容体阻害の強さは，鎮静・催眠作用，食欲増進作用と関連[77]している。mACh 受容体への阻害作用は，口渇，便

Olanzapine

D. Olanzapine

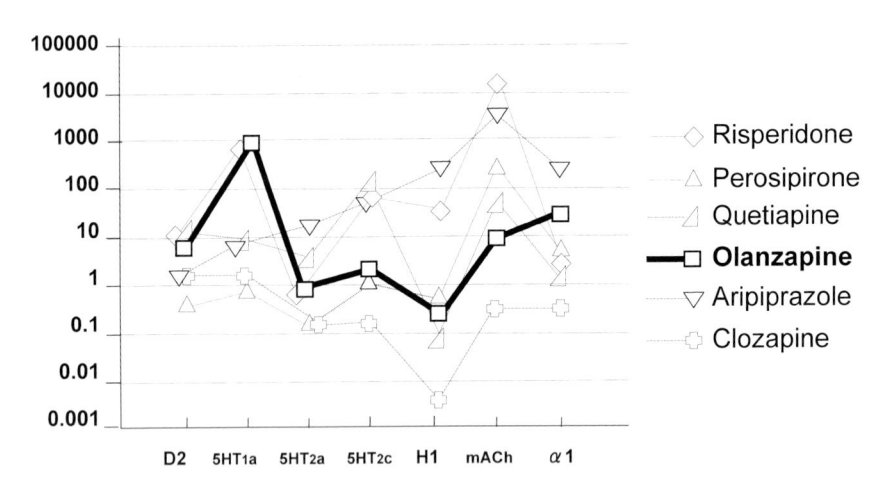

図III-7 Olanzapineのhaloperidol 5mg等量用量換算Ki値(＝[Ki(nM)/等価用量*(mol)]×10⁵)
*：risperidone 3 mg, perospirone 20 mg, quetiapine 325 mg, olanzapine 10 mg, aripiprazole 10 mg, clozapine 250 mg

秘など末梢性作用と，抗パーキンソン作用や認知機能への影響など中枢性作用に分かれる。一般的に中枢でのmAch受容体への阻害作用は，記憶などの認知機能に対して悪化因子となる。しかし，Olanzapine含む一部の第2世代薬には，前頭前野[27]でのアセチルコリンの分泌亢進作用があることが，動物実験で報告されている。その結果olanzapineの中枢での抗mAch作用は，このアセチルコリン分泌亢進作用で一部相殺されているかもしれない。低血圧や鎮静に関係するα_1受容体阻害作用は意外に弱く，用量換算Ki値はolanzapine 10 mgとhaloperidol 5 mgでほぼ同様であった。臨床試験をまとめた副作用集計では，低血圧3.3%，起立性低血圧1.6%と低率であった[60]。

錠剤，細粒共に腸管から吸収され，血中濃度が最高値にまで達するまでの時間(T max)が3〜5時間である。口腔内崩壊錠は，唾液で即時崩壊した後，腸管から吸収され，錠剤と比較してT maxが約20分速い。錠剤単回投与での血漿中半減期は28.5時間であり，そこから考えても中枢D_2受容体阻害の半減期は少なくとも30時間以上である。実際のD_2受容体阻害時間は，血漿中プロラクチン濃度の推移(図III-2)でも，PET(Positron Emission Tomography)によるD_2受容体占拠率の半減期の研究[74]でも長く，sustained blockadeのタイプで

ある．したがって，夜間に服薬してもKi値や用量換算Ki値で予想される効果や有害事象が翌日の日中も持続する可能性がある．

代謝系には主にチトクロムp450 CYP1A2が関与するので，その阻害作用を有するfluvoxamine，cimetidineなどの併用，誘導作用のある喫煙，omeprazoleなどの併用によって血中濃度が影響を受ける．エピネフリンの併用では，血圧の異常下降がおこりうるので，併用は禁忌である．

2．臨床的特徴

症状の改善に関しては，陽性症状，陰性症状共にhaloperidolを主とする第1世代薬と同等またはそれ以上の臨床効果が証明されている．Risperidoneと並んで臨床現場で信頼性の高い抗精神病薬である．錐体外路症状は，我が国で行われたhaloperidolを対照薬とした二重盲検試験の結果では，quetiapineと並んで少ない（図Ⅲ-3）．Olanzapineは，haloperidolと比較してアカシジア，振戦，嚥下障害，流涎の出現頻度が有意に少なかった．臨床現場の印象では，急性錐体外路症状は，risperidone，perospironeに較べて発現が少ないが，quetiapineよりは生じやすい．実際に処方してみても10 mg/日までは全く，15 mg/日まででもほとんど抗コリン薬の併用が不要である．鎮静・催眠効果はrisperidoneやperospironeよりも強い．しかも，軽度のねむけが昼間にも持続する場合がある．急性錐体外路症状や血圧降下作用が少ないため，投与開始時から安心して十分量が投与できることは長所である．病状のために服薬の困難な症例に，口腔内崩壊錠の有効量を単独で使用できるのも，急性期治療では好ましい．また，抗コリン作用による口喝感や便秘の訴え，食欲増進作用は他の第2世代薬と比較して強い．特に食欲増進と糖，脂質代謝異常に与える影響は要注意である．Quetiapineとともに厚生労働省からの緊急安全性情報（表Ⅲ-7）が出ている薬剤であり，糖尿病やその既往のある者への使用は禁忌である．

効果面で注目すべきは気分安定効果と広義の治療抵抗例への効果の優秀性である．副作用である錐体外路症状，鎮静，催眠作用，抗コリン作用，プロラクチン上昇作用は用量依存性に増すが，いずれも重篤化しないため厳密な滴定を要さない．特に高用量でも副作用が重篤化しないため，他剤では難しい高用量域での治療が可能である．このような特性は，急性期治療だけでなく，維持治療での再燃防止の面でも好ましい．

3. 用量に関して

Olanzapine では，haloperidol や risperidone のような急に錐体外路症状が出現・増悪するような閾値は存在しない。しかも副作用である錐体外路症状は軽微で，鎮静，催眠作用，抗コリン作用は用量依存性に増すがいずれも重篤化しない。そのため厳密な滴定を要さず，個々の症例にとっては必要十分量を越えた処方が日常化している可能性がある。現在，急性期での至適用量域の上限は曖昧になってきており，少なくとも 20 mg/日を越えていそうである。

米国の 2003 年版エキスパートコンセンサスガイドラインでは，急性期の初発例では 10〜20 mg/日，再発例では 15〜25 mg/日が推奨されている[33]。我が国では医療保険上の問題もあるが，それを勘案しなければ急性期に初発例では 5〜10 mg/日で始め，目標用量は 10〜20 mg/日，再発例では 10〜15 mg/日から始めて 10〜25 mg/日を目標とするのが実用的であろう（表III-2）。初発例と再発例を区別なく解析した結果では，低用量（6 mg/日程度）の olanzapine の有効性は，至適用量の約 33 %であった[18]。急性期治療開始時から 20〜40 mg/日を用いる初期大量療法の検討もなされ，その有効性と安全性が報告されている[6]。特に精神運動興奮の激しい症例には，初期から 20 mg/日以上の高用量を投与した方が，鎮静効果が得られやすい。しかし，日常臨床で治療開始時から必要十分量以上の大量療法を行う場合には，その減薬方法の確立が必須であろう。増薬よりも減薬の方がはるかにリスクの高い作業であることを考えると，現段階では初期大量療法には賛同できない。ベンゾジアゼピンなどによる増強療法をまず適切に行うべきであろう。

重症例には，どれくらいの高用量まで臨床的価値があるかに関しては定説はない。Kinon ら[39] は，急性期の統合失調症圏障害を対象に，10 mg/日 (n＝199)，20 mg/日 (n＝200)，40 mg/日 (n＝200) の 3 群間の無作為割付二重盲検試験を，8 週間の用量固定で行った。対象からは，第 2 世代薬に反応が悪かった症例や，治療抵抗例は除外された。その結果は，PANSS の総点の変化は 3 群間で変わらなかったが，研究開始時の総点が重症になるほど高用量での改善率が有意に高くなった。同時に，40 mg/日群では 10 mg/日群と比較して有意に体重増加とプロラクチン上昇がみられた。錐体外路症状と Qtc 間隔異常は 3 群間で有意差はなく，安全領域内だった。このように olanzapine の至適用量域は，20 mg/日を越

える高用量でも比較的安全で，しかもアドヒアランスがさほど下らないので，高用量域にまで上昇しつつある。米国のエキスパートが推奨する最高投与量の平均は 43.2±34.9 mg/日であり，ガイドラインの決定は 40 mg/日[33] であった。かなりの高用量である一方で，エキスパートへのアンケート調査の段階では標準偏差が大きく，意見のバラツキも大きいことがうかがえる。現在までに 30 mg/日の有効性と安全性の報告は蓄積されつつある[85,87]。この用量での現時点の最高目標用量として妥当だろう。

Olanzapine の PET 研究と SPECT 研究では，20 mg/日の用量で中枢で D_2 受容体占拠率が 80％付近に達している（図Ⅲ-8）。それ以上の高用量を投与しても，さほど D_2 受容体占拠率は増加しない。しかし，高用量を投与した場合には，D_2 受容体付近の olanzapine の濃度は確実に上っており，内因性ドーパミンとの競合において，olanzapine による D_2 受容体阻害の絶対化，すなわち loose binding の tight binding 化が生じていると考えられる。これは，quetiapine や sulpiride のような loose binding タイプの抗精神病薬を高用量用いた場合には，常に生じている現象と思われる。

維持療法に関しては，海外での維持療法研究で用いられた用量が参考になる。olanzapine 群の平均用量は，13.9 mg/日[86]，15.8 mg/日[68]，14.5 mg/日[36] であり，この用量であればほぼ同様量の haloperidol 以上の再発予防効果が期待できる。米国のエキスパートコンセンサスガイドライン[33] では，初発例では 10～20 mg/日，再発例では 12.5～22.5 mg/日であり 10 mg/日以上での維持療法を勧めている。我が国においてもこの数値は妥当と思われる（表Ⅲ-2）。一方 PET などの画像研究では，olanzapine 5 mg/日で D_2 受容体占有率が 70％を越える症例も報告されており，症例によっては 7.5 mg/日以下でも十分だろう。しかし olanzapine では，この用量域での長期維持療法に関してエビデンスが少なく，現段階では 7.5 mg/日以下での維持は慎重に適応すべきだろう。

4．気分安定化作用

抗精神病薬を急性躁病に使用することは，抗精神病薬が開発された当初から行われており有効性が認められてきた。Lithium などの気分安定薬の効果が確立されて，治療の主体はそちらに移行したが，精神運動興奮の激しい躁病治療には抗精神病薬の投与は欠かせない[53]。近年，第 2 世代薬にも気分安定化作用があるこ

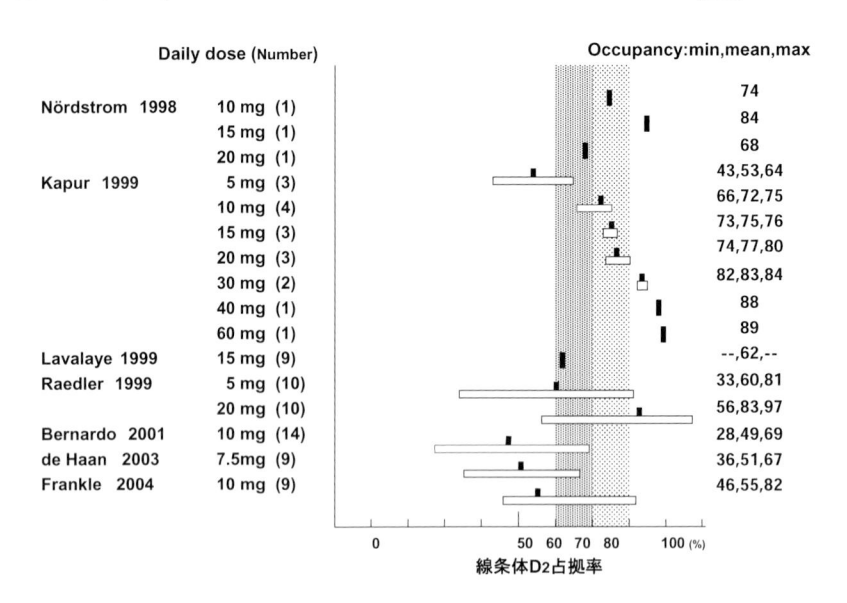

図III-8 Olanzapine に関する PET 研究と SPECT 研究

Author	Daily dose (Number)	Occupancy: min, mean, max
Nördstrom 1998	10 mg (1)	74
	15 mg (1)	84
	20 mg (1)	68
Kapur 1999	5 mg (3)	43,53,64
	10 mg (4)	66,72,75
	15 mg (3)	73,75,76
	20 mg (3)	74,77,80
	30 mg (2)	82,83,84
	40 mg (1)	88
	60 mg (1)	89
Lavalaye 1999	15 mg (9)	--,62,--
Raedler 1999	5 mg (10)	33,60,81
	20 mg (10)	56,83,97
Bernardo 2001	10 mg (14)	28,49,69
de Haan 2003	7.5mg (9)	36,51,67
Frankle 2004	10 mg (9)	46,55,82

武田俊彦, 臨床精神薬理 8：1209, 2005

とが, 開発企業が主導する臨床研究によって明らかにされてきた (表III-4)。このような背景には, clozapine が, 双極性感情障害の重症の躁状態や混合状態に対して有効であることが判明したこと[73]と, 双極性感情障害がかつて考えられていたよりも罹病率が高く (統合失調症以上に高いことは確実である), 感情障害治療で抗精神病薬の高い需要が見込まれることがあげられる。また, 感情障害の患者は統合失調症の患者に較べて錐体外路症状が出やすく, 特に高齢の感情障害に対しては, 第1世代薬での治療には限界があった。

Bauer ら[8]は551の感情障害治療の臨床研究を解析して, 2段階の基準 (緩い基準と厳しい基準) で治療薬を分類した。評価時点で厳しい基準を満たして抗躁作用が証明されていたのは, lithium, valproate, olanzapine だけだった。Chlorpromazine, haloperidol は緩い基準は満たしたが, 厳しい基準では抗躁作用が証明されなかった。もちろんこのような論文評価には, 論文数や症例数の多さが有利にはたらく可能性がある。また後発の aripiprazole は評価に入っておらず, 先に開発された薬剤や全世界で広く使用されている薬剤はそれだけで有利

図III-9a

図III-9b

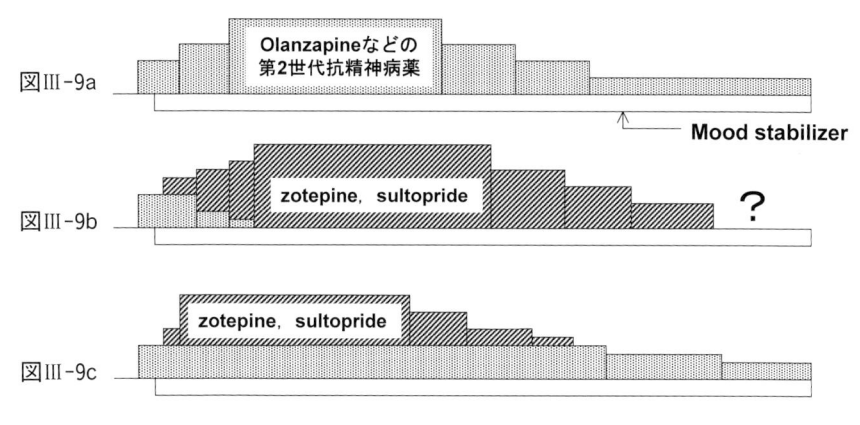

図III-9c

図III-9　統合失調症の躁状態に対する薬物療法

になる。このことを考慮したとしても，olanzapineの抗躁作用はかなり確実に証明されている。Olanzapineは，米国では2000年に双極性障害に伴う急性躁病に，2003年に双極性1型障害に伴う急性躁病に適応が認められた。また，寛解期に入った双極性感情障害の再燃予防効果が証明されている抗精神病薬は，olanzapine[83,84]とaripiprazole[38]である。他の多くの第2世代薬では，予防に関する治験が行われていず，予防効果が否定されても肯定されてもいない。

　実際に臨床現場で用いた印象では，抗躁作用の強さはolanzapine＞quetiapine＞risperidone＞aripiprazole＞perospironeである。Perospironeには抗躁作用はほとんどない。現在我が国で躁病によく用いられているzotepineとsultoprideは，同じ抗精神病等価用量（olanzapine：10 mg/日，zotepine：165 mg/日，sultopride：500 mg/日）で比較した場合olanzapineよりも抗躁作用は強い。しかし，同時に錐体外路症状も明らかに多い。

　統合失調症の躁状態に対しても，同様の有効性の順位付けが可能であろう。ただし統合失調症の場合には，寛解後も抗精神病薬の服用が必須なので，急性期の病態の時から維持療法を念頭に置いた処方が必要となる。理想的には図III-9aのように，第2世代薬＋感情安定薬の組み合わせがよい。しかし，それだけでは躁症状が改善しない場合には，zotepineやsultoprideの使用も考えなければならない。その場合，第2世代薬を全てzotepineなどへスイッチする方法（図III-

9b）と，第2世代薬に zotepine などを上乗せする方法（図Ⅲ-9c）がある。スイッチする方法（図Ⅲ-9b）は，抗精神病薬の単剤化となるが，躁症状が終息した後に zotepine などで維持療法を行うのは QOL の観点から問題かもしれない。つまり，症状終息後に第2世代薬に再度スイッチする必要が出てきて，スイッチングによる危険性を伴う。第2世代薬に zotepine などを上乗せする方法（図Ⅲ-9c）では，躁症状終息後には第2世代薬単剤療法に安全に移行ができて，維持療法へ円滑に入ることができる。このように，第2世代薬を中心に統合失調症の治療を行う場合，抗躁効果の高い zotepine や sultopride を一時的に増強薬として併用することも必要と思われる。このような統合失調症の躁状態と類似した病態には，緊張病性の興奮状態がある。特に，昏迷状態から回復した後，一時的に躁状態を伴う興奮状態となることがある。このような場合には，第2世代薬を安易に断念せずに，まずその増量，場合によっては zotepine や sultopride の併用を時機を逸せずに行わなければならない。

5．治療抵抗例への効果と用量の問題

治療抵抗例に対する有効性の高さは，いわゆる Kane の基準（表Ⅲ-11）で選ばれるような狭義の治療抵抗例に対しては，olanzapine は clozapine ほどの効果をもたらさない[13]。しかし治療抵抗性の定義を広くとり，臨床現場でも広く見られるような「第1世代薬への反応が不十分な症例」にまで対象を拡大すると，olanzapine の他剤に対する優越性は高くなる。その根拠の典型は Volavka らの報告[87]にみられる。彼らは，157名の統合失調症または統合失調感情障害の患者を対象にして，①1種類以上の第1世代薬を chlorpromazine（CPZ）換算で 600 mg/日以上使用したにもかかわらず，6週間以上持続して陽性症状（幻覚，妄想，明らかな思考の障害のいずれか）が持続している，②過去2年以上にわたって，不良な社会的機能が持続している，これら①②のいずれの条件も満たす症例を対象に組み入れた。過去に clozapine, risperidone, olanzapine への反応が不良であった症例はあらかじめ除外された。対象は，無作為に olanzapine, risperidone, haloperidol, clozapine に割り付けられ，14週間（前半8週は固定用量，後半6週は可変用量）の二重盲検比較試験が行われた。その結果，14週目の olanzapine の平均投与量は 30.4 mg/日（CPZ 換算で 1216 mg/日）に達し，PANSS 評価の総合評価および全尺度が治療開始時よりも有意（$p<$

表III-11　Kane の治療抵抗例の基準

1. 過去 5 年間，次のような薬物療法を行ったにもかかわらず精神症状が持続している 　　1) 2 種類以上の化学的にクラスの異なる抗精神病薬を使用 　　2) 3 種類以上の抗精神病薬を使用 　　3) 1 つの抗精神病薬を chlorpromazine 等量で 1000 mg/日以上使用 　　4) 1 つの抗精神病薬で 6 週間以上治療 2. 過去 5 年間，良好な社会的機能を呈したことがない

0.02〜0.0001) に改善しただけでなく，対照薬として使われた haloperidol に対しても陽性尺度では有意差が出なかったものの，陰性尺度と総合病理評価尺度の 2 尺度と総合評価で有意 ($p<0.02$〜0.002) に改善が優っていた。この結果は，clozapine のそれにほぼ匹敵した。一方 risperidone は，平均 11.6 mg/日使用されて，治療開始時と比較して PANSS 評価の総合評価，haloperidol と比較して総合病理評価尺度が有意に改善したにとどまった。

　しかし，このような第 1 世代薬で反応が不十分な症例のほとんどは，第 1 世代薬全般に反応が不良というよりは，第 1 世代薬の中でも使用頻度が高い haloperidol に反応が不良であったことが考えられる。そのような患者群で haloperidol の反応が不良なのは当然であり，olanzapine が haloperidol との薬理学的なクラスの異種性が，risperidone よりも強かったにすぎない可能性も払拭できない。また，haloperidol 群（最終平均投与量 25.7 mg/日）では 14 週間の間に陰性尺度の悪化が見られ，これは 2 次性陰性症状の悪化の可能性が強い。Olanzapine や clozapine は，haloperidol や risperidone よりも錐体外路症状が少なく，そのことが陰性尺度などの好評価に繋がった可能性は大いにある。さらに，第 1 世代薬 600 mg/日が，果たしてその薬剤の至適用量域上限であったのかも疑問が残る。例えば fluphenazine に関しては，固定用量で行われた至適用量域研究の設定上限まで，すなわち研究者の予想よりも高用量（20〜30 mg/日）まで，用量反応曲線が頭打ちとならなかったため，結局至適用量域の上限が同定できずに終わった[75]。低力価薬を含めた第 1 世代薬の至適用量域の上限は 670〜750 mg/日と報告されている[7,43]。日常臨床の感覚から考えても，CPZ 換算で 600 mg/日は選定基準として低すぎる。つまり，Volavka らの研究における「第 1 世代薬へ

の反応が不十分な症例」とは，haloperidol に反応が悪かった症例，あるいは不十分な用量の第 1 世代薬で治療された症例も大いに含まれる可能性があり，Kane の基準を満たす治療抵抗例とは質的に異なる。しかし，薬理学的クラスの異種性は haloperidol と risperidone よりも，haloperidol と olanzapine の方が違いが大きいことは言えそうである。そしてそれよりも異種性が強いのが clozapine なのだろう。

　Buchanan ら[10]も，残遺症状がある 68 名の統合失調症患者に対する olanzapine の効果を検証した。彼らはまず，2 種類以上の薬理学的クラスの異なる第 1 世代薬を 6 週間以上臨床用量使用しても陽性 and/or 陰性症状が残遺している症例で，研究参加時の症状レベルが経過中の最低レベルである症例を抽出した。その対象にさらに fluphenazine 20 mg/日を 4 週間投与して，反応がないことを確認してから olanzapine と haloperidol の 16 週にわたる二重盲検試験（両薬剤共に 10〜30 mg/日に限定）に入った。その結果，63 名が二重盲検試験に組み込まれ，錐体外路症状の改善に関しては olanzapine が優るものの，効果に関して両群で有意差はなかった。このように Kane の基準に近い症例に対しては olanzapine の有効性も haloperidol とそれほど変わらない。

　Olanzapine のこの領域の症例への反応性の良さは，haloperidol と全くクラスの異なる薬剤として haloperidol への反応が悪い症例にも効果に期待がもてる薬剤，あるいは至適用量域幅が広く高用量域（例えば CPZ 換算で 1200 mg/日）まで比較的安全に，2 次性の障害が少なく使える薬剤と言うことかも知れない。

6. 糖, 脂質代謝異常へ与える影響

　Olanzapine の有害事象で特に問題となるのが，肥満の問題と糖代謝や脂質代謝に与える悪影響である。糖代謝や脂質代謝に与える影響は clozapine ＞ olanzapine ＞ quetiapine ≧ risperidone ＞ perospirone ＞ aripiprazole の順であろう[37,44,48,71,81]。Perospirone に関しては十分なエビデンスはないが，臨床現場での印象や ziprasidone のデータ[44]から推測すると，それらへの影響は少ないと考えられる。食欲増進や体重増加に対する影響も clozapine や olanzapine は他の薬剤よりも強く，特に食欲に関しては，夜間 olanzapine を服用後に空腹感を訴える症例をよく経験する。この中には，空腹感に耐えきれずに就寝前に喫食する症例もある。しかも，このような空腹の訴えは用量依存性ではなく，減薬によっ

ても改善しない。Clozapine や olanzapine と構造式が類似している zotepine でも体重増加は生じる。Maudsley のガイドライン[82]では，その程度は clozapine, olanzapine 群と quetiapine, risperidone 群の間に位置する。

　このような食欲増進やそれによる肥満に対する治療はまだ十分に開発されていない。抗潰瘍剤である H_1 阻害剤や amantadine，$5HT_{2C}$ 受容体刺激作用のある sibutramine などが，olanzapine による食欲の増進に対して使用されてきたが，まだ解決策となるだけの有効性は示されていない。一度肥満になると，減量はかなり困難なので，実効性のある肥満予防対策を講じるか，olanzapine からの変薬が必要となる。

　Olanzapine や clozapine によって引き起こされる 2 型糖尿病は，インシュリン抵抗性の獲得が大いに関与していると考えられている。Henderson ら[26]は，clozapine，olanzapine，risperidone を服用している肥満のない統合失調症患者を対象に，グルコース負荷試験を行った。絶食状態でのインシュリン値は clozapine＞olanzapine＞risperidone で，clozapine と olanzapine は有意に risperidone よりも高値を示した。さらに負荷試験の結果，インシュリン抵抗性は clozapine＞olanzapine＞risperidone で，clozapine と olanzapine は risperidone と比較して有意に強いインシュリン抵抗性を示した。Clozapine と olanzapine の間では有意差は見られなかった。Newcomer ら[59]も薬剤誘発性のインシュリン抵抗性について調べ，clozapine や olanzapine の服用者のインシュリン抵抗性は，健常者や第 1 世代薬服用者のそれよりも高く，risperidone に関しては，健常者よりも高いが，第 1 世代薬とは差がないと報告した[59]。

　インシュリン抵抗性の獲得から糖尿病へ至る過程の中で，高インシュリン血症で正常血糖というインシュリン抵抗性獲得の代償期がまずある。この時期に異常をとらえて，対策を講じれば糖尿病発病は防ぐことができる。この代償期の発見には血中インシュリン値を測るのが確実であるが，現在の保険診療上は認められていない。糖尿病が発生してから原因薬剤を中止した場合に，糖尿病が改善するか否かについて結果が一定していない。改善する症例もあれば，糖尿病治療を続けなければならない症例もある。大切なことは，糖尿病を予防することである。

（武田俊彦）

E. Aripiprazole

　Aripiprazole はこれまでのドパミン受容体拮抗薬とは異なり，ドパミン D_2 受容体部分作動薬という薬理学的特徴を有した初めて薬剤であり，臨床的にも，薬理学的にも注目される薬剤である。1987 年に大塚製薬でキノリノンを骨格とする種々の誘導体のひとつとして開発され，2002 年 11 月に統合失調症治療薬として米国で製造販売承認を獲得し，世界 60 カ国以上で承認されている（2007 年 1 月現在）。わが国では，1990 年 11 月より統合失調症に対して臨床試験が行われ，2006 年 1 月に承認を取得し，同年 6 月より使用可能となった。現在，3 mg，6 mg，12 mg，1％散剤が使用可能である。また，米国では，2004 年 9 月に双極性感情障害の躁病急性期に対して，2005 年 3 月には双極性感情障害の再発予防に対しても認可された。

1. 薬理学的基礎情報

　Aripiprazole は，ドパミン D_2 受容体部分刺激作用を有し，ドパミン作動性神経伝達が過剰活動時には D_2 受容体拮抗薬に近い作用をし，伝達が低下しているときにはドパミン D_2 受容体に弱い作動薬として作用することから，ドパミンシステムスタビライザー（Dopamine System Stabilizer：DSS）と呼ばれている。

　D_2 受容体に対する親和性は非常に高く，内因性ドパミンはもとより市販されている抗精神病薬の中でも最も高い部類に属する（表Ⅲ-3）。用量換算 Ki 値では，D_2 受容体以外の受容体への阻害は，$5HT_{1A}$ 受容体を除いて低いことも他の第 2 世代薬と較べて特徴的である（図Ⅲ-10）。$5-HT_{1A}$ 受容体に対しては部分ア

Aripiprazole

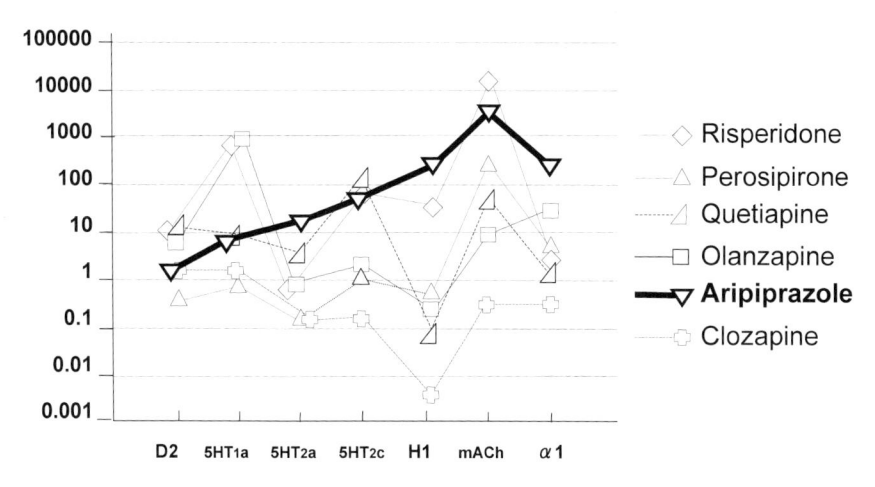

図III-10　Aripiprazoleのhaloperidol 5mg等量用量換算Ki値（＝[Ki(nM)/等価用量*(mol)]×10^5）
*：risperidone 3 mg, perosipirone 20 mg, quetiapine 325 mg, olanzapine 10 mg, aripiprazole 10 mg, clozapine 250 mg

ゴニスト作用を有していることから，抗不安作用，抗うつ作用，認知機能の改善が期待できる。α_1受容体やH_1受容体に対する親和性は低く，起立性低血圧，眠気・鎮静効果，食欲増進作用などは少ない。特に，他の第2世代薬4剤は全てH_1受容体阻害作用があったため，有害事象としての眠気・鎮静効果は避けられなかった。また，mACh受容体への阻害作用も弱く，口渇，便秘など抗コリン性の副作用もない。

　錠剤，散剤ともに消化管からほぼ完全に吸収され，初回通過効果の影響はほとんど受けない。また，主要代謝物であるOPC-14857はaripiprazoleとほぼ同程度の薬理活性を有しており，未変化体，OPC-14857の代謝にはいずれもCYP3A4が関与している。Aripiprazole 6 mgを空腹時単回投与した場合，血中濃度のピーク（T max）は3〜5時間後となり，血漿中からの半減期は約47〜68時間である。最高血中濃度（C max）は投与量5〜30 mg/日では直線的に上昇する。OPC-14857の血漿中濃度は，約70時間まで緩やかに増加し，その後徐々に減少していく。血中濃度が定常状態になるまでには，血中半減期の約5倍の期間を要するため，未変化体が定常状態になるためには10〜14日間かかる。臨床評価を下すまでの期間もやはり長く見積もらなければならない。

Aripiprazoleも弱いながらもアドレナリン α_1 受容体遮断作用があるためエピネフリンを併用するとその β 刺激作用のために血圧降下作用が増強される可能性があり，併用は禁忌である。バルプロ酸，リチウムとの併用においては臨床上その影響はほぼ考えなくてもよい。しかし肝臓において，CYP2D6，CYP3A4によって代謝されるため，カルバマゼピンとの併用では，aripiprazoleの血中濃度が低下する可能性がある。また，パロキセチン，三環系抗うつ薬との併用では，血中濃度が上昇する可能性を考えなくてはならない。

2．臨床的特徴

本邦ではまだ経験が少ない薬剤であるが，先行して臨床使用が可能となった米国のガイドライン[33]では，初発または複数エピソードのいずれにおいても，また，中心症状が陽性症状，陰性症状に関わらず，risperidoneと並んで一次選択薬剤に位置づけられている。しかし，quetiapine同様にメタ解析の結果や急性期治療での有用性に関してrisperidoneやolanzapineよりも劣るとの評価も存在する[18,19,47]。鎮静効果は少なく，海外では躁病への適応をとっているが抗躁効果は強くはないように思われる。他剤から切り替えた場合に，「薬が軽くなった」との好印象を述べる利用者が多く，第2世代薬5剤の中でも最も不快気分(dysphoria)や鎮静感が少ない薬といえよう。これはaripiprazoleの持ち味である。

米国では，2004年に双極性障害に伴う急性躁病に承認がおりた。さらに2005年には，双極性1型障害で，少なくとも6週間症状が安定している患者に対する維持療法への承認が追加された。

Aripiprazoleの特徴は，眠気，錐体外路症状，肥満，糖や脂質代謝への悪影響，低血圧症状，プロラクチンへの影響がいずれも少なという有害事象の少なさであり，その点では急性期治療はもとより維持療法においても必ず考慮に入れるべき薬剤と言えよう。また，このような有害事象に悩む症例は良い適応となる。しかし，quetiapineなどの第2世代薬で錐体外路症状が出やすい不耐性例では，本剤であってもうまくコントロールすることはなかなか難しい。特に，脳血管障害など器質的要因をもつ症例への適応ではその傾向がみられる。Systematic review[20]では，抗コリン薬の必要性の点でaripiprazoleはhaloperidolに対して有意差を持って優勢であるが，錐体外路症状の症状評価ではhaloperidolや第

2世代薬（risperidone と olanzapine のデータの総合で，olanzapine のデータが多い）との間に有意差が出ていない．錐体外路症状の出現頻度は，risperidone・perospirone タイプと olanzapine・quetiapine タイプの中間に位置し（図Ⅲ-3），振戦やアカシジアと言った運動過多の錐体外路症状が多く，嚥下障害，筋強剛，歩行異常のような寡動性の錐体外路症状は少ない．

Aripiprazole の有害事象としては，頭痛，不安，不眠，嘔気がプラセボ群に比して多く観察された[46,65]．不眠は，aripiprazole の増薬で増悪する場合がある．そのような場合には朝に処方することを考慮する必要がある．もちろん他剤からのスイッチングに際しても，反跳性不眠には注意しなければならない．

半減期が長い薬剤であるため，1日1回投与が可能である．定常状態にまで達した症例では，断薬日が途中で入っても血中濃度の面ではさほど心配がいらず，また昼間に単剤で服薬することも可能なので，服薬が不規則となりがちな症例の通所施設での服薬管理が可能となる薬剤である．その場合，口腔内崩壊錠があればさらに有用かも知れない．

3. 用量に関して

急性期には，初発例では 9〜24 mg/日，再発例では 12〜30 mg/日を用いる（表Ⅲ-2）．血中濃度が定常状態に達するのに 10〜14 日を要するので，効果や副作用の判定には，このタイムラグを考慮に入れなければならない．米国の 2003 年版エキスパートコンセンサスガイドライン[33]では，初回エピソード急性期では 10〜20 mg/日，複数エピソード急性期では 15〜30 mg/日が推奨されている．Aripiprazole 15 mg/日と 30 mg/日[32]，20 mg/日と 30 mg/日[32]の有効性の差は証明されていないが，効果が不十分な場合，状態を見ながら 30 mg/日まで増量を試みるのがよいと考えられる．ただ再燃の統合失調症急性期で，平均的用量の抗精神病薬を投与して反応が不十分な場合に，増薬するか他剤へ変更するかを尋ねられた場合，aripiprazole ではエキスパートの 32％は増薬よりも変薬を推奨している[33]．これは，clozapine や olanzapine の 7％，quetiapine や risperidone の 16％と較べても高い数値である．少なからぬエキスパートが，用量依存性に aripiprazole の有効性が上がることに懐疑的なのがわかる．

維持療法に関しては，エキスパートの 78％は急性期用量を減らさないことを推奨している[33]．この 78％という数値は，risperidone の 51％，olanzapine の

59％と較べて非常に高く，quetiapine の71％と較べても高い。Aripiprazole 30 mg/日と haloperidol 10 mg/日を用いて52週にわたる長期投与試験が行われた[37]。Aripiprazole は推奨用量上限の30 mg/日という高用量にもかかわらず症状改善だけでなく錐体外路症状の出現，投与中止までの日数いずれもが haloperidol よりも優れていた。Aripiprazole 30 mg/日は等価換算で，risperidone 10 mg/日，olanzapine 30 mg/日，quetiapine 825 mg/日，haloperidol 17 mg/日に相当し[33]，これだけの高用量が利用者の QOL を下げることなく慢性的に投与できるとなると再発予防の点では望ましい。

4. 部分作動薬（partial agonisit）の精神薬理

受容体に結合する神経伝達物質や薬物をリガンド（ligand）という。固有活性 (intrinsic activity，内活性とも言う) は，リガンドが受容体に結合したときに組織にどの程度の反応が引き起こされるかの指標となるものである。つまり，ある組織において神経伝達物質などの完全作動物質が示す最大効果に対するリガンドが示す最大効果の比率のことをいう。固有活性が0（＝拮抗薬）より大きく1（＝作動薬）より小さいリガンドを，部分作動薬または部分作動物質という（図Ⅲ-11）。固有活性は，同じ部分作動薬でも組織によって異なる相対値である。組織ではなく，リガンドが受容体から発生する刺激を引き出す力を固有有効性 (intrinsic efficacy) という（図Ⅲ-11）。固有有効性はそのリガンドの相対値ではなく固有値となるが，それは実験で求めることはできない。

組織によっては，最大効果を得るに当って全受容体の一部に完全作動薬が結合すれば十分なものも存在する（図Ⅲ-12a, b）。例えば下垂体のプロラクチン分泌細胞上の D_2 受容体である。その場合，最大効果を得るのに不必要な受容体は余剰受容体と呼ぶ。余剰受容体の多い組織では，固有有効性の低い部分作動薬でも余剰受容体にまで結合して受容体を刺激することによって，組織全体では大きな刺激を得ることになる（図Ⅲ-12c）。したがって，余剰受容体の多い組織と少ない組織では同じ薬物でも固有活性が異なることになる。このように固有活性は組織によって値が異なる相対値だが，実際に実験で求めることができる。Aripiprazole はそのような実験系で，D_2 受容体と $5HT_{1A}$ 受容体に対して部分作動薬として作用することが証明されている。しかし，ヒトに aripiprazole を投与した場合に，一定の反応，例えば錐体外路症状や抗精神病効果を指標にして固有活性

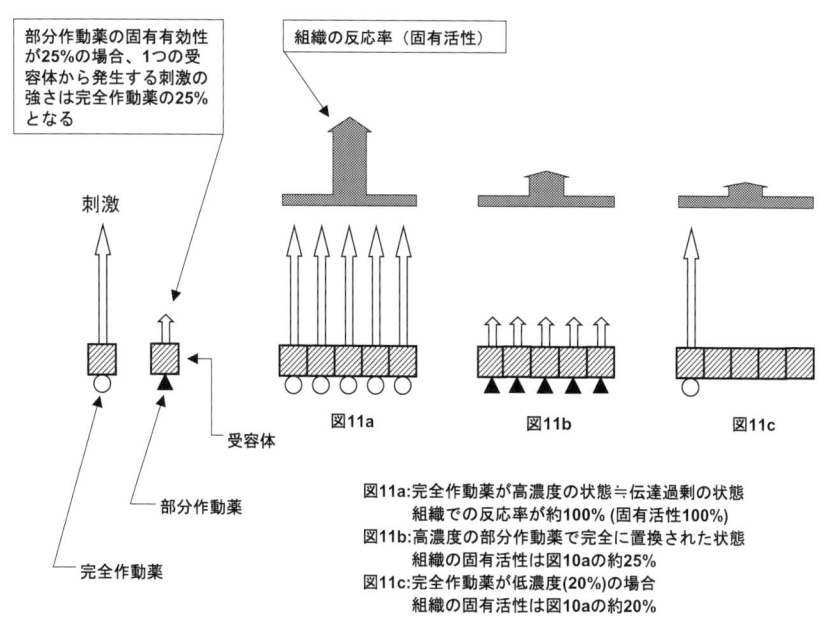

図Ⅲ-11　部分作動薬の作用（余剰受容体がない場合）

図11a:完全作動薬が高濃度の状態≒伝達過剰の状態
　　　組織での反応率が約100%（固有活性100%）
図11b:高濃度の部分作動薬で完全に置換された状態
　　　組織の固有活性は図10aの約25%
図11c:完全作動薬が低濃度(20%)の場合
　　　組織の固有活性は図10aの約20%

部分作動薬の固有有効性が25%の場合、1つの受容体から発生する刺激の強さは完全作動薬の25%となる

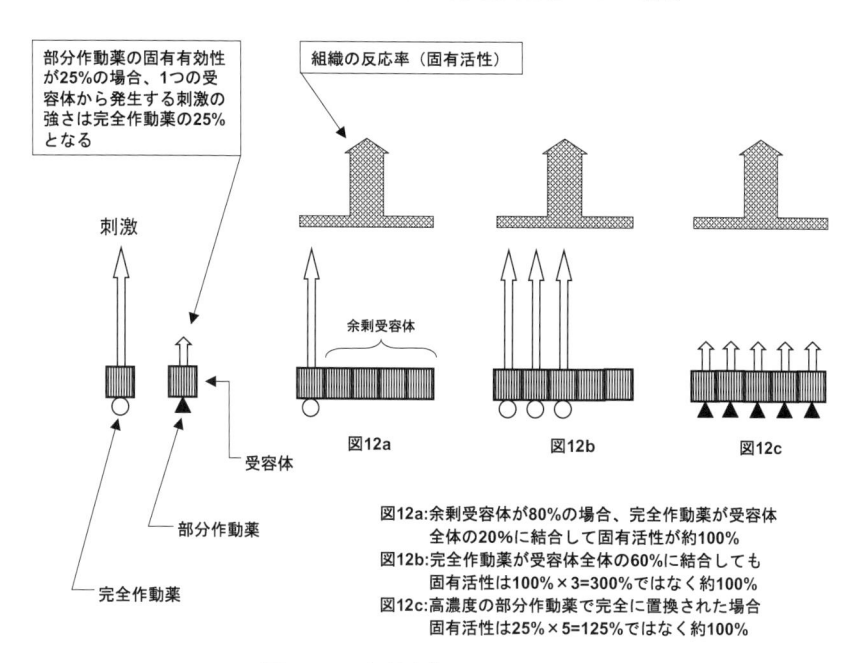

図Ⅲ-12　余剰受容体と部分作動薬

図12a:余剰受容体が80%の場合、完全作動薬が受容体全体の20%に結合して固有活性が約100%
図12b:完全作動薬が受容体全体の60%に結合しても固有活性は100%×3=300%ではなく約100%
図12c:高濃度の部分作動薬で完全に置換された場合固有活性は25%×5=125%ではなく約100%

を測定することはできない。Aripiprazoleでは，D_2受容体刺激よりも阻害の方が作用としてはるかに強力であろうことは想像されるが，実際に脳の各部位でどれほど作動薬としての作用を及ぼしているの全く不明である。

前シナプスの自己受容体では余剰受容体が多いとされているが[49]，もともと神経伝達物質（完全作動薬）の濃度が低く最大反応は起きていない。ここに，受容体親和性が高く，ある程度の固有有効性を有したaripiprazoleのような部分作動薬が作用すると，余剰受容体を含めたすべての受容体に結合し，生じた反応が内因性のリガンドにより引き起こされていた反応を上回り，結果的に作動薬として作用することになる。逆に後シナプスでは，余剰受容体はごく少数とされ[50]，神経伝達物質の濃度も高いため，最大反応が引き起こされている。ここに，受容体親和性の高いaripiprazoleが作用すると，その固有活性にまで反応が引き下げられ，結果として阻害薬として作用することになる。つまりaripiprazoleは，前シナプス自己受容体への作動薬として作用してドパミンの放出を抑制し，後シナプス受容体には阻害薬として作用し，結果としてその固有活性のレベルにドーパミン伝達を調節することになる。

D_2受容体阻害薬である従来の抗精神病薬は，効果および副作用の点から，占有率が線条体において60％～80％になるように投与することが望ましいとされている。[^{11}C] raclopride で線条体 D_2 および D_3 受容体占拠率を調べた PET 研究（Positron Emission Tomography）では，aripiprazoleは2mgで既に70％を越え，至適有効用量下限付近の10mgでは85％であることが報告されている[89]。このように高い占拠率を示すにもかかわらず，錐体外路症状の頻度はプラセボと差がないこと[46,65]，プロラクチン上昇が皆無に近いこと[80]が報告されており，ヒトの生体においてもaripiprazoleが部分作動薬として作用していることは間違いない。

5. Tigt-sustained タイプの部分作動薬の薬理から予想される特性と臨床での印象

AripiprazoleのD_2受容体への親和性は他の抗精神病薬よりも強く，しかも脳からの消失半減期も60時間以上と長い。このような特性は，haloperidolやrisperidoneのそれと似ていて，個人の反応性のバラツキが小さく至適用量域を決定しやすいことが予想される（II章C参照）。しかも，PET研究で示された

表III-12 D_2に高親和性持続型の部分刺激薬から予想される臨床特性

用量滴定しやすい
用量反応関係が頭打ち
高用量必要群に低反応
錐体外路症状が all or nothing
併用抗精神病薬の抗精神病効果削減
被置換薬との置換が早い
被置換薬が大量では減薬効果

平均のD_2受容体占拠率は，2 mg/日で既に尾状核で74％，被殻で72％の高値を示し，10 mg/日はそれぞれ86％と85％，30 mg/日では92％と86％となった[89]。徐々に占拠率が上がるとはいえ，中枢でのD_2受容体占拠率は低用量で高率に占拠されてしまい，10 mg/日と30 mg/日の間の占拠率の増加は小さい。つまり10 mg/日以上では，増薬によってもD_2受容体占拠率の増加はわずかで，aripiprazoleの固有有効性のために錐体外路症状も用量依存性に悪化しない変りに，抗精神病効果も用量依存性に増加しないことが予想される。Tight-sustainedタイプのaripiprazoleの薬理学的特徴から予想される臨床特性を表III-12に示した。

臨床場面での印象では，20 mg/日までは用量依存性に抗精神病効果が増す印象があるが，それ以上となると増薬による手応えの増加は確かに乏しい。Aripiprazoleに反応性がある症例では20 mg/日以下で何らかの改善が見られ，この点では個人による反応のバラツキは少ない。20 mg/日以上の用量で初めて効果を発現する症例はまれな印象がある。臨床研究でも15 mg/日，20 mg/日，30 mg/日の臨床効果の差は明確ではない[32,65]。錐体外路症状は9 mg/日付近から増薬によっても増強せず，嘔気や不眠などその他の有害事情が出なければ30 mg/日まで増薬して支障がないのも確かである。PET研究でも少ないながらも占拠率の増加がみられ，増薬によるリスクが少ないだけに30 mg/日までの増薬による効果増をねらうことは誤った選択とは言えない。同時に不必要な過剰投与に陥る危険性が常にあり，注意が必要である。

錐体外路症状は用量依存性ではなく，出現するか否かはall or nothingの印象

がある。D_2 受容体に対して loose binding である quetiapine や olanzapine はあらゆる症例で錐体外路症状出現閾値が高く，用量の増加に伴う錐体外路症状悪化の程度も軽い。一方 aripiprazole では，錐体外路症状に対して脆弱な一部の症例では 3〜6 mg/日の低用量でも強い錐体外路症状が出る反面，錐体外路症状が出ない症例では用量を増加させても錐体外路症状は全く出現せず，錐体外路症状が微細な場合には増薬しても微細なままである。

　Olanzapine や quetiapine では，chlorpromazine 等量で 1000 mg/日を越える高用量投与で，広義の統合失調症治療抵抗例に効果があることが報告されている[1,77]。そのような症例では D_2 受容体占拠率が 80 ％を超えた領域で抗精神病効果が発揮されるのであり，このような高用量必要群で求められる D_2 受容体阻害は難しい。さらに olanzapine や quetiapine のような薬剤が，aripiprazole と違って D_2 受容体以外に多彩な受容体プロフィールを有する薬剤なので，強力な D_2 受容体阻害に加えてそのような受容体プロフィールの多彩さが抗精神病効果に必要な場合，aripiprazole では治療が難しいだろう。

　Aripiprazole で治療中に他の抗精神病薬の上乗せが必要になった場合，上乗せした抗精神病薬の D_2 受容体阻害はかなり無力化される。臨床場面で risperidone OS を使用した場合，患者自身の主観的体験でも risperidone OS の抗精神病薬効果が逓減される。むしろこのよう場合，quetiapine や zotepine のような D_2 受容体以外の受容体，例えば H_1 受容体，α_1 受容体に効果がある抗精神病薬を上乗せした方が相加効果が期待できる。また，このような鎮静系抗精神病薬を上乗せした場合に，理論的には上乗せによっても錐体外路症状が悪化しないはずだが，実際には zotepine の場合など錐体外路症状の増悪が生じるので注意が必要である。Quetiapine を aripiprazole に併用した場合には，錐体外路症状の悪化はほとんどみられない。

　他剤からのスイッチングに関しては，他の第 2 世代薬同様に漸増漸減による切り替えが推奨されている[33]。しかし，D_2 受容体に対して tight-sustained であるために，10 mg/日を越える用量を加えた段階で D_2 受容体のかなりの割合が aripiprazole に置換されることが予想される。漸増漸減が D_2 受容体レベルでは，急激な置き換えになっている可能性は大いにある。スイッチングに関しては信頼できる臨床研究がない。わが国で行われた第 II 相，第 III 相試験では，前薬のある症例がほとんどで，スイッチングの方法も漸増漸減ではなく，全て中断・開始法

であった．にもかかわらず，第II相試験（n＝129）での中止脱落は23例（全体の9％）で，そのうち症状悪化が10例，副作用出現が3例だった．しかもこの試験の前薬は，haloperidol等量で10〜20 mgが24％，20〜30 mgが9％で決して用量的に少ない対象とはいえなかった．第III相試験（aripiprazole群120例，haloperidol群120例）では，中止脱落がaripiprazole群27例（23％），haloperidol群35例（29％）で，そのうち症状悪化が5例と6例，副作用が13例と11例であった．つまり，わが国で行われた臨床試験からは，スイッチングに関しては，中断・開始法という過酷な方法にもかかわらず，スイッチングが原因と考えられる脱落中止は多く見積もっても10〜20％で，haloperidolのそれと同等であると結論付けられる．もちろん中断・開始法による脱落中止は，それよりもかなり少ないと考えられる．

　さらにaripiprazoleへのスイッチングは，3〜6 mg/日の低用量から開始するよりも最低でも12 mg/日から開始した方がよいとの意見も臨床では根強い．スイッチングの場合には，あたかも少量のaripiprazoleはより賦活的に作用して病状がかえって不安定化し，中等量以上でバランスのとれた抗精神病効果を発揮するかのごとくである．実際にそうなのかは研究で確かめられていないが，症状が残遺し病状が不安定な症例に対しては，スイッチングに関して慎重な対応が必要なことは間違いない．特に前薬が大量で，D_2受容体占拠率が80％を越えているような場合には，aripiprazoleを加えることで，理論的にはD_2受容体阻害に関しては早期の減薬と同じことになるのでスイッチングの適応には十分な考察が必要である．

(羽原俊明，武田俊彦)

文　献

1) 秋本多香子，宮本聖也，青葉安里：Quetiapineの用量：その決め方と変え方．臨床精神薬理，8：1199-1207, 2005.
2) 秋山一文：抗精神病薬の分類．抗精神病薬の使い方．大月三郎編, pp. 115-145,：日本アクセル・シュプリンガー，東京，1996.
3) 荒川亮介，伊藤　浩，奥村正紀，他：抗精神病薬による脳内ドーパミンD_2受容体占有率の経時変化に関する研究．精神薬療研究年報，39：167-170, 2007.
4) Argo TR, Carnahan RM, Perry PJ：Aripiprazole, a novel atypical antipsychotic drug. Pharmacotherapy, 24：212-228, 2004.

5) アストラゼネカ（株）社内資料（DIR000065）
6) Baker RW, Kinon BJ, Maguire GA, et al.: Effectiveness of rapid initial dose escalation of up to forty milligrams per day of oral olanzapine in acute agitaion. J. Clin. Psychopharmacol., 23 : 342-348, 2003.
7) Baldessarini RJ, Cohen BM, Teicher MH : Significance of neuroleptic dose and plasma level in the pharmacological treatment of psychoses. Arch Gen Psychiatry, 45 : 79-91, 1988.
8) Bauer MS, Mitchner L : What is a Mood Stabilizer? Am J Psychiatry 161 : 3-18, 2004.
9) Breier A, and Hamilton SH : Comparative efficacy of olanzapine and haloperidol for patients with treatment-resistant schizophrenia. Biol. Psychiatry, 45 : 403-411, 1999.
10) Buchanan RW, Ball MP, Weiner E, et al.: Olanzapine treatment of residual positive and negative symptoms. Am.J.Psychiatry, 162 : 124-129, 2005.
11) Citrome L, Volavka J : Optimal dosing of atypical antipsychotics in adult : a review of the current evidence. Harvard Rev Psychiatry 10 : 280-291, 2002.
12) Citrome L : Dosing of secondigeneration antipsychotics in a large state hospital system. APA meeting 2004 in New York
13) Conley RR, Tamminga CA, Kelly DL, et al.: Treatment-resistant schizophrenic patients respond to clozapine after olanzapine non-respnse. Biol. Psychiatry, 46 : 73-77, 1999.
14) Csernansky JG, Mahmoud R, Brenner R.: A comparison of risperidone and haloperidol for the prevention of relapse in patients with schizophrenia. N Engl J Med 346 : 16-22, 2002.
15) Currier GW, Chou JCY, Feifel D, et al.: Acute treatment of psychotic agitation : A randomized comparison of oral treatment with risperidone and lorazepam versus intramuscular treatment with haloperidol and lorazepam. J. Clin. Psychiatry, 65 : 386-394, 2004.
16) Cutler AJ, Goldstein JM, Tuman JA : Dosing and switching strategies for quetiapine fumarate. Clinical Therapeutics 24 : 209-222, 2002.
17) Davis PC, Wong J, Gefvert O : Analysis and pharmacokinetics of quetiapine and two metabolites in human plasma using reversed-phase HPLS with ultraviolet and electrochemical detection. J. Pharm. Biomed. Anal., 20 : 271-282, 1999.
18) Davis JM, Chen N, Glick ID : A meta-analysis of the efficacy of second-generation antipsychotics. Arch Gen Psychiatry, 60 : 553-564, 2003.
19) Davis JM : The Choice of Drugs for Schizophrenia. N. Engl. J. Med., 345 : 518-520, 2006.
20) El-Sayeh HG, Morganti C, Adams CE : Aripiprazole for schizophrenia. Br J Psychiatry, 189 : 102-108, 2006.

21) Ereshefsky L : Pharmacokinetics and drug interactions : Update for new antipsychotics. : J. Clin. Psychiatry, 57 (suppl. 11) : 12-25, 1996.
22) Farde L, Nyberg S, Oxenstierna G, et al. : Positron emission tomography studies on D_2 and $5HT_{2A}$ receptor binding in risperidone-treated schizophrenic patients. J. Clin. Psychopharmacol., 15 : S19-S23, 1995.
23) Goldstein JM : Clozapine 様の薬理作用を有する非定型抗精神病薬 quetiapine fumarate の前臨床プロフィール．臨床精神薬理，4 : 629-648, 2001.
24) Grossman E, Messerli FH, Grodzicki T, et al. : Should a moratorium be placed on sublingual nifedipine capsules given for hypertensive emergen-cies and pseudoemergencies ? JAMA, 276 : 1328-1331, 1996.
25) Gutierrez R, Lee PI, Huang ML, et al. : Risperidone : effects of formulations on oral bioavailability. Pharmacotherapy, 17 : 599-605, 1997.
26) Henderson DC, Cagliero E, Copeland PM, et al. : Glucose metabolism in patients with schizophrenia treated with atypical antipsychotic agents. A frequently sampled intravenous glucose tolerance test and minimal model analysis. Arch. Gen. Psychiatry, 62 : 19-28, 2005.
27) Ichikawa J, Dai J, O'Laughlin IA, et al. : Atypical, but not typical, anitipsychotic drugs increase cortical acetylcholine release without an effect in the nucleus accumbens or striatum. Neuropsychopharmacology, 26 : 325-339, 2002.
28) 稲垣　中，稲田俊也，藤井康男，他：抗精神病薬の等価換算．稲垣　中，稲田俊也，藤井康男，他：向精神薬の等価換算，星和書店，東京，pp 11-40，1999．
29) 石郷岡純，三浦貞則，山下　格，他：精神分裂病に対する新しい Benzisoxazol 系抗精神病薬リスペリドンの長期投与における有効性および安全性の検討．臨床精神薬理，23 : 507-522, 1994.
30) 石郷岡純：わが国における perospirone の臨床試験―その成績と抗精神病薬としての位置づけ―．臨床精神薬理，4 : 833-847, 2001.
31) 石郷岡純，三浦貞則，小山　司，他：統合失調症に対する aripiprazole の臨床評価．― Haloperidol を対照薬とした第III相二重盲検比較試験―臨床精神薬理，9 : 295-329, 2006.
32) Kane JM, Carson WH, Saha AR, et al. : Efficacy and safety of aripiprazole and haloperidol versus placebo in patients with schizophrenia and schizoaffective disorder. J Clin Psychiatry, 63 : 763-71, 2002.
33) Kane JM, Leucht S, Carpenter D, et al : The expert consensus guideline series. optimizing pharmacologic treatment of psychotic disorders. J Clin Psychiatry 64 (suppl 12), 2003.
34) Kapur S, Zipursky PB, Remington G, et al. : Clinical and theoretical implication of $5HT_{2A}$ and D_2 receptor occupancy of clozapine,risperidone, and olanzapine in schizophrenia. Am. J. Psychiatry, 156 : 286-293, 1999.

35) Kapur S, Zipursky PB, Jones C, et al.: A positron emmision tomography study of quetiapine in schizophrenia : a preliminary finding of an antipsychotic effect with only transiently high dopamine D_2 receptor occupancy. Arch. Gen. Psychiatry, 57 : 553-559, 2000.
36) Kasper S, Jones M, Duchesne I.: Risperidone olanzapine drug outcomes study in schizophrenia (RODOS) : health economic results of an international naturalistic study, Int. Clin. Psychopharmacol., 16 : 189-196, 2001.
37) Kasper S, Lerman MN, McQuade RD, et al.: Efficacy and safety of aripiprazole vs. haloperidol for long-term maintenance treatment following acute relapse of schizophrenia. Int J Neuropsychopharmacology, 6 : 325-337, 2003.
38) Keck PE, Calabrese JR, McQuade RD, et al.: A randomized, double-blind, placebo-controlled 26-week trial of aripiprazole in recently manic patients with bipolar I disorder. J. Clin. Psychiatry, 67 : 626-637, 2006.
39) Kinon BJ, Volavka J, Stauffer V, et al.: Standard and higher doses of olanzapine in acutely ill patients with schizophrenia or schizoaffective disorder with suboptimal prior response : A randomized, double-blind, fixed-dose study. CINP, Chicago, 2006.
40) Kornhuber J, Wiltfang ASJ, Meineke I, et al.: Persistence of haloperidol in human brain tissue. Am J Psychiatry, 156 : 885-890, 1999.
41) 久住一郎, 高橋義人, 小山 司 : Perospirone の適応と用量反応性. 臨床精神薬理, 8 : 1219-1225, 2005.
42) Leucht S, Pitschel-Walz G, Abraham D, et al.: Efficacy and extrapyramidal side-effects of the new antipsychotics olanzapine, quetiapine, risperidone, sertindole compared to conventional antipsychotics and placebo. A meta-analysis of randomized controlled trials. Schizophr Res 35 : 51-68, 1999.
43) Leucht S, Barnes TRE, Kissling W, et al.: Relapse prevention in schizophrenia with new-generation antipsychotics : A systematic rewiew and exploratory meta-analysis of randomized, controlled trials. Am. J. Psychiatry, 160 : 1209-1222, 2003.
44) Lieberman JA, Stroup TS, McEvoy JP, et al.: Effectiveness of Antipsychotic Drugs in Patients with Chronic Schizophrenia. N Engl J Med, 353 : 1209-1223, 2005.
45) Marder SR, Glynn SM, Wirshing WC, et al.: Maintenance treatment of schizophrenia with risperidone or haloperidol : 2-year outcomes. Am. J. Psychiatry, 160 : 1405-1412, 2003.
46) Marder SR, McQuade RD, Stock E, et al.: Aripiprazole in the treatment of schizophrenia : Safety and tolerability in short-term, placebo-controlled trials. Schzophr Res, 61 : 123-136, 2003.
47) McCue RE, Waheed R, Urcuyo L : Comparative effectiveness of second-generation antipsychotics and haloperidol in acute schizophrenia. Br J Psychiatry, 189 : 433-440,

2006.
48) McQuade RD, Stock E, Marcus R, et al.: A comparison of weight change during treatment with olanzapine of aripiprazole: results from a randomized, double-blind study. J. Clin. Psychiatry, 65 (suppl 18): 47-56, 2004.
49) Meller E, Bohmaker K, Namba Y, et al.: lationship between receptor occupancy and response at striatal dopamine autoreceptors. Mol Pharmacol, 31: 592-8, 1987.
50) Meller E, Enz A, Goldstein M.: Absence of receptor reserve at striatal dopamine receptors regulating cholinergic neuronal activity. Eur J Pharmacol, 155: 151-4, 1988.
51) Meltzer HY, Lee MA, Ranjan R, et al.: Relapse following clozapine withdrawal: effect of neuroleptic drugs and cyproheptadine. Psychopharmacology 124: 176-187, 1996.
52) 三宅誕実，諸川由実代：統合失調症治療におけるrisperidoneの用量設定．臨床精神薬理，8: 1191-1198, 2005.
53) 本橋伸高：気分障害の治療アルゴリズム．臨床精神薬理，4: 453-459, 2001.
54) 村崎光邦，山下　格，町山幸輝，他：精神分裂病に対する新規抗精神病薬Risperidoneの臨床評価―haloperidonを対照薬とした第III相試験―．臨床評価，21: 221-259, 1993.
55) 村崎光邦，工藤義雄，小山　司，他：長期投与におけるフマル酸クエチアピンの精神分裂病に対する有効性および安全性の検討．臨床精神薬理，2: 633-652, 1999.
56) 村崎光邦：Olanzapineの基礎と臨床．臨床精神薬理，4: 957-996, 2001.
57) 村崎光邦：Perospironeの基礎と臨床．臨床精神薬理，4: 849-868, 2001.
58) 中村　純：わが国におけるquetiapine fumarateの臨床試験の成績と今後への期待．臨床精神薬理，4: 649-656, 2001.
59) Newcomer JW, Haupt DW, Fucetola R, et al.: Abnormalities in glucose regulation during antipsychotic treatment of schizophrenia. Arch.Gen.Psychiatry, 59: 337-345, 2002.
60) 日本イーライリリー株式会社社内資料．2005年2月作製．
61) 日本医薬情報センター編：医療薬日本医薬品集，じほう，東京，2005.
62) Nyberg, S., Eriksson, B., Oxenstierna, G., et al.: Suggested minimal effective dose of risperidone based on PET-measureed D_2 and $5HT_{2A}$ receptor occupancy in schizophrenic patients. Am J Psychiatry, 156: 869-875, 1999.
63) 小田垣雄二：新規抗精神病薬の薬理学的プロフィール．c. $5HT_{1A}$受容体刺激作用．新規抗精神病薬のすべて．加藤進昌，上島国利，小山　司　編集，pp 29-36, 先端医学社，東京，2004.
64) Peuskens J, on behalf of the Risperidone Study Group: Risperidone in the treatment of patients with chronic schizophrenia: a multi-center, double-blind, parallel-group study versus haloperidol. Br J Psychiatry, 166: 712-726, 1995.
65) Potkin SG, Saha AR, Kujawa MJ, et al.: Aripiprazole, an antipsychotic with a novel

mechanism of action, and risperidone vs placebo in patients with schizophrenia and schizoaffective disorder. Arch Gen Psychiatry, 60: 681-90, 2003.
66) Reyntjens A, Gelders YG, Hoppenbrouwers MLJT et al.: Thymosthenic effects of ritanserin (R55667), a centrally acting serotonin-S2 receptor blocker. Drug Dev. Res., 8: 205-211, 1986.
67) Richelson E, Souder T: Binding of antipsychotics drugs to human brain receptors. Focus on newer generation compounds. Life Sci 68: 29-39, 2000.
68) Rosenheck R, Perlick D, Bingham S, et al.: Effectiveness and cost of olanzapine and haloperidol in the treatment of schizophrenia. A randomized controlled trial. JAMA, 290: 2693-2702, 2003.
69) Schooler N, Rabinowitz J, Davidson M, et al.: Risperidone and haloperidol in first-episode psychosis: a long-term randomized trial. Am. J. Psychiatry, 162: 947-953, 2005.
70) Seeman P, Kapur S: Olanzapine binding to dopamine receptors in vitro and in vivo. Olanzapine (Zyprexa): A novel antipsychotic. (村崎光邦監訳), pp. 3-29, MIT, 東京, 2001.
71) Serretti A, Ronchi DD, Lorenzi C, et al.: New antipsychotics and schizophrenia: a review on efficacy and side effects. Current Medicinal Chemistry 11: 343-358, 2004.
72) 住吉太幹, 住吉チカ：第2世代抗精神病薬と認知機能. 臨床精神医学, 34: 427-438, 2005.
73) Suppes T, Webb A, Paul B, et al.: Clinical outcome in a randomized 1-year trials of clozapine versus treatment as usual for patients with treatment-resistant illness and a history of mania. Am. J. Psychiatry, 156: 1164-1169, 1999.
74) Takano A, Suhara T, Ikoma Y, et al.: Estimation of the time-course of dopamine D_2 receptor occupancy in living human brain from plasma pharmacokinetics of antipsychotics. Int. J. Neuropsychopharmacol., 7: 19-26, 2004.
75) 武田俊彦：抗精神病薬の服用形式と投与量. 抗精神病薬の使い方. 大月三郎編, pp. 115-145, : 日本アクセル・シュプリンガー, 東京, 1996.
76) 武田俊彦, 羽原俊明, 佐藤創一郎：Perospirone と risperidone の D_2 阻害作用の日内変動—血中 prolactin 変動を指標にして. 臨床精神薬理, 7: 1511-1517, 2004.
77) 武田俊彦：リスペリドン, ペロスピロン, クエチアピン, オランザピンはどこが違うのか. 臨床精神医学, 34: 405-414, 2005.
78) 武田俊彦：Olanzapine の用量設定. 臨床精神薬理, 8: 1209-1218, 2005.
79) 武田俊彦, 佐藤創一郎, 羽原俊明：Risperidone 内用液の D_2 受容体阻害特性—血漿 prolactin を指標にした錠剤との比較. 臨床精神薬理, 8: 1265-1272, 2005.
80) 武田俊彦, 平尾徹：高プロラクチン血症を考慮した抗精神病薬選択. 臨床精神薬理, 9: 871-880, 2006.

81) Tandon R, Jibson MD : Safety and tolerability : how do second-generation atypical antipsychotics compare ? Current Psychosis & Therapeutics Repots 1 : 15-21, 2003.
82) Taylor D, Paton C, Kerwin R : Antipsychotic-induced weight gain. In : The Maudsley ; Prescribing Guideline 7th Ed. Pp. 72, Martin Dunitz, London, 2003.
83) Tohen M, Chengappa KN, Suppes T,et al. : Relapse prevention in bipolar I disorder : 18-month comparison of olanzapine plus mood stabilizer v. mood stabilizer alone. Br. J. Psychiatry, 184 : 337-345, 2004.
84) Tohen M, Greil W, Calabrese JR, et al. : Olanzapine vursus lithium in the maintenance treatment of bipolar disorder : a 12-month, randomized, double-blind, controlled clinical trial. Am. J. Psychiatry, 162 : 1281-1290, 2005.
85) Tollefson GD, Birkett MA, Kiesler GM, et al. : Double-blind comparison of olanzapine versus clozapine in schizophrenic patients clinically eligible for treatment with clozapine. Biol. Psychiatry, 49 : 52-63, 2001.
86) Tran PV, Delleva MA, Tollefson GD, et al. : Oral olanzapine versus oral haloperidol in the maintenance treatment of schizophrenia and related psychosis. Br. J> Psychiatry, 172 : 499-505, 1998.
87) Volavka J, Czobor P, Sheitman B, et al. : Clozapine, olanzapine, risperidone, and haloperidol in the treatment of patients with chronic schizophrenia and schizoaffective disorder. Am. J. Psychiatry, 159 : 255-262, 2002.
88) Wisniewski ST, Kapur S, Tauscher J, et al. : Quetiapine : An effective antipsychotic in first-episode schizophrenia despite only transient high dopamine-2 receptor blockade. J Clin Psychiatry 63 : 992-997, 2002.
89) Yokoi F, Grunder G, Biziere K, et al. : Dopamine D_2 and D_3 receptor occupancy in normal humans treated with the antipsychotic drug aripiprazole (OPC 14597) : a study using positron emission tomography and [11C]raclopride. Neuropsychopharmacology. 27 : 248-259, 2002.
90) 吉岡正哉：非定型抗精神病薬に関するアンケート調査（第2回）．臨床精神薬理, 7 : 1207-1221, 2004.

(武田俊彦)

IV. 第2世代抗精神病薬のスイッチング

　各抗精神病薬の有効性は50～70％程度であり，その副作用プロフィールにも差があるため，症例によっては治療途中での薬剤変更すなわちスイッチングが必要となる。特に第2世代抗精神病薬を第1世代抗精神病薬と比較した場合に，第2世代薬は，急性期症状に対する効果，再発予防効果ともに第1世代薬と同等またはそれ以上の結果が示されており，とりわけ錐体外路症状は明らかに第1世代薬よりも少ないことが報告されている[11]。錐体外路症状のある症例では，その改善を安易に抗コリン薬に頼るのではなく，第2世代薬へのスイッチングも積極的に考慮すべきだろう。また，第2世代薬は治療抵抗例に対して特異的に高い治療効果を示すわけではない[11]が，第1世代薬とは薬理学的クラスの異なる抗精神病薬として，第1世代薬による改善が不十分な症例には処方してみる価値はある。第2世代薬間での副作用プロフィールの違いや有効性の違いから，第2世代薬間でのスイッチングも臨床現場ではしばしば行わなければならない。

A. スイッチングに際しての一般的注意

　抗精神病薬のスイッチングは薬剤の変更や減量，整理を行うことであり，常に病状悪化の危険を含んでいる。したがって，スイッチングの対象（表IV-1a, b）とその時期を吟味し，最適なスイッチングの方法を選択しなければならない。スイッチングは，全ての症例において可能であり，表IV-1bに示した症例でも，スイッチングの是非は，常に念頭に置くべきである。しかし，表IV-1bに示した症例にスイッチングを適応する場合には，現状よりも事態が悪化する可能性も少なくないので，より周到な準備と，慎重な実施が必要である。スイッチングを実施する場合には，患者を含む関係者に十分な説明を行い，必要な同意と協力を得ることは欠かせない。さらに，危険を回避するための方策を十分に準備しなければならない。

　スイッチングの方法は，常にその状況での最善の方法が選択されなければならない。そのためには，スイッチングに関連する薬理学的知識を習得すると同時に，

表Ⅳ-1a　スイッチングを積極的に適応すべき症例

- 急性期症状の治療効果が不十分な症例
- 再発予防効果が不十分な症例
- 副作用や忍容性に問題がある症例
- 持効性抗精神病薬が必要な症例
- 本人がスイッチングを希望する症例

表Ⅳ-1b　スイッチングを慎重に適応すべき症例

- 既に必要十分な処方が行われている症例
- 多剤，大量療法で何とか適応している症例
- 悪化時に問題となる行動化がある症例
- 服薬が不規則な症例
- 危機介入が困難な症例
- 病状へ影響しうる life event を抱えた症例
- 患者，家族がスイッチングを希望しない症例

各症例の固有の状況をよく吟味することが必要である。そしてスイッチングは性急に行わず十分な時間をかけ，粘り強く単剤化を目指さなければならない。そのためには単剤化を目指す堅い目的意識が必要である。しかし同時に原理的な単剤至上主義に陥らず，患者の脆弱性や治療環境，治療者側の力量に合わせた現実的な目標設定も重要である。

　スイッチングの対象となる抗精神病薬の処方には，①単剤・非大量，②多剤・非大量，③単剤・大量，④多剤・大量の4種類がある。この場合の大量処方とはchlorpromazine（CPZ）換算で1000 mg/日を越える処方である。一般的にスイッチングの難易度は，①が最も易しく，④が最も難しい。特に抗精神病薬の大量処方が行われている症例の中には，治療抵抗例や大量療法でしか効果発現がみられない症例が含まれていて，そのような症例ではスイッチングの目標を現実的なものに修正する必要がある。

　多剤処方は，経験的に高力価薬＋低力価薬の2剤までは解決しやすい。また，これまでの実践報告では，CPZ換算>1000 mg/日以上の多剤大量処方からいきなり第2世代薬単剤への変更に対して，成功率の点で否定的な見解もみられる。

表Ⅳ-2　スイッチングに最低限必要な知識，技能

- 抗精神病薬の等価換算の知識
- 第2世代薬の薬理学的特徴と至適用量域
- 第2世代薬へのスイッチング時の問題点
- 抗精神病薬の減量方法
- 3種類のスイッチング方法
- 増強療法，頓用薬の特性と活用法
- 薬剤変更を円滑に行うための環境整備

したがって，多剤大量処方からスイッチングを行う第一段階としては，処方を非大量2剤併用処方にまで整理することが実用的であろう[12]。

B. スイッチングに必要な知識と技能 (表Ⅳ-2)

1. 抗精神病薬の等価換算の知識

同じ抗精神病作用を得るのに要する抗精神病薬の用量は，抗精神病薬の種類によって異なる。したがって，抗精神病薬間の抗精神病効果の比較を行う場合や，複数の抗精神病薬を使用しているとき総合的な抗精神病効果を評価する場合には，抗精神病薬の等価換算の知識が必要である（表Ⅳ-3）。等価換算は，統合失調症の急性期に単剤で一定量一定期間連続投与された場合に得られた抗精神病効果を，同等の効果を発現するのに要する他剤の処方量に（多くは chlorpromazine や haloperidol）に換算したものである。したがって，各薬剤の薬力学的あるいは薬物動態学的特性に注目したものではない。二重盲検比較試験の結果を考察して算出されるものも多いが，評価者の主観が入る余地が多く各薬剤の換算値は発表者のよって多少異なる。表Ⅳ-3に等価換算表を示した。また，最近では用量域によって換算比が異なる換算表も提案されている（表Ⅳ-4）。これは各薬剤の用量反応曲線が必ずしも同じ形をしていないことから考えると当然のことかも知れない。

表Ⅳ-3 抗精神病薬の等価換算表

	1日用量(mg)
aripiprazole	10
bromperidol	5
carpipramine	250
chlorpromazine	250
clocapramine	100
fluphenazine	5
haloperidol	5
levomepromazine	250
moperone	31
mosapramine	83
nemonapride	11
olanzapine	10
oxypertine	200
perospirone	20
perphenazine	25
pimozide	10
propericiazine	50
quetiapine	325
risperidone	3
spiperone	3
sulpiride	500
sultopride	500
timiperone	3
zotepine	165

(文献5, 6から改変)

2. 第2世代薬の薬理学的特徴と至適用量域

各薬剤の薬理学的特徴と至適用量域の上限を表Ⅳ-5に示した。内因性ドーパミンとの比較で, ドーパミン2 (D_2) 受容体へ高い親和性を示す薬剤をtight binding, 低い親和性を示す薬剤をloose bindingと分類できる。中枢D_2受容体阻害に大きな日内変動がある薬剤をtransient blockade, 持続的な阻害を示す薬

表IV-4 抗精神病薬の等価換算表

risperidone の1日用量(mg)	1	2	4	6	10
quetiapine	100	225	450	600	825
olanzapine	5	7.5	15	20	30
aripiprazole	5	10	15	25	30
clozapine	75	175	350	500	700
chlorpromazine	80	175	350	550	800
fluphenazine	1	5	7.5	12.5	15
haloperidol	1.5	3.5	7.5	11.5	17
perphenazine	6	12	24	40	54

(文献6から改変)

表IV-5 第2世代薬の薬理学的特徴と至適用量域上限

	RIS	PRS	QTP	OLZ	APZ
D_2 receptor binding	Tight	Tight	Loose	Loose	Tight*
D_2 receptor blocade	Sust.	Trans.	Trans.	Sust.	Sust.
錐体外路系の副作用が少ない	×	△	○	△	△
鎮静作用がある	△	×	○	○	△
催眠作用がある	△	○	○	○	×
感情調節作用(抗躁)作用がある	△	×	△	○	△
十分有効な初回投与量	○	○	×	○	○
抗コリン作用がない	○	○	○	×	○
プロラクチン関連障害が少ない	×	△	○	△	○
低血圧が少ない	△	△	×	○	○
代謝障害を起こさない	△	○?	△	×	○?
薬物相互作用がない	△	△	△	△	△
遅発性錐体外路症状が少ない	○	○	○	○	○
メーカーが推奨する上限用量	12 mg	48 mg	750 mg	20 mg	30 mg
その chlorpromazine 換算量	1000 mg	600 mg	690 mg	550 mg	800 mg

RIS:risperidone, PRS:perospirone, QTP:quetiapine, OLZ:olanzapin, APZ:aripiprazole
Tght:tight binding, Loose:loose binding, Sust.:sustained blockade, Trans.:transient blockade binding および blockade 特性に関してはII章を参照ください
*:aripiprazole は tight bindong だが partial agonist である

剤を sustained blockade と分類できる。一般的に，tight → loose への変更時には，離脱・反跳性副作用の出現を注意し，loose → tight への変更時には錐体外路症状や高プロラクチン血症の問題を考慮しなければならない。また，transient タイプの薬剤は sustained タイプの薬剤に較べて，同じ D_2 受容体親和性でもそれによる副作用の発現は少ない。しかし，有効性の点で transient タイプの薬剤は sustained タイプと比較して現在のところ信頼性が必ずしも高くない[4]。錐体外路性副作用や高プロラクチン血症関連障害は，tight＋sustained な risperidone が最も注意が必要で，loose＋transient な quetiapine が最も安心でき，これら 2 つの副作用について安全性の高い順に並べると，quetiapine＞olanzapine＞perospirone＞risperidone である。Aripiprazole は，他の 4 剤と異なり partial agonist であるために高プロラクチン血症は生じない。Aripiprazole の錐体外路症状は，急性ジストニア，振戦，アカシジアは risperidone や perospirone 程度に生じるが，寡動や筋強剛とそれらから生じる種々の症状（嚥下障害，構音障害，流涎，歩行異常）は quetiapine や olanzapine と同程度に少ない。抗躁作用は perospirone を除く 4 剤はすべて海外で抗躁作用が実証されているが，実際に使用した印象は olanzapine＞quetiapine＞risperidone＞aripiprazole＞perospirone である。Quetiapine に関しては，低血圧症状と鎮静作用のために初回投与量には十分な注意が必要である。抗コリン作用は，olanzapine のそれが最も強い。Olanzapine への置換の場合には抗コリン作用の増強の問題を，olanzapine から他の 3 剤への置換の場合には，抗コリン性の離脱・反跳の問題を考慮しなければならない。また，各第 2 世代薬ともに CYP 酵素系の基質なので，薬物相互作用は考慮に入れなければならない。

3. 第 2 世代薬のスイッチング時の問題点

　スイッチング時の問題点は，置換薬に由来する問題と，スイッチング過程に由来する問題に大別できる（表Ⅳ-6）。置換薬に由来する問題とは，個々の第 2 世代薬の薬理学的特徴に起因する問題であり，スイッチング終了後も継続する可能性がある問題である。鎮静効果の少ない薬剤や賦活作用のある薬剤を興奮症状が十分にコントロールされていない症例へ投与する場合には，注意が必要である。また，錐体外路症状や鎮静・催眠作用が出やすい薬剤では，その投与によってそれらの問題が新たに生じる可能性がある。

表Ⅳ-6 第2世代薬のスイッチング時の問題点

	RIS	PRS	QTP	OLZ	APZ
置換薬に由来する問題					
精神運動興奮の再燃	±	++	±	±	++
錐体外路症状の出現	++	+	±	+	+
鎮静効果，催眠効果の出現	+	+	++	++	±
スイッチング過程に由来する問題					
抗精神病薬効果の一時的な減弱による再燃	+	+	+	+	+
鎮静，二次性の陰性症状からの急激な解放	++	+++	+	+	+++
不眠	++	++	+	+	+++
置換薬の最終用量設定の誤り	+	++	++	+	++
離脱・反跳症状					
supersensitivity psychosis	+	+	++	+	+
withdrawal anticholinergic symptoms	++	++	++	+	++
withdrawal extrapyramidal symptoms	+	+	++	+	+

RIS：risperidone, PRS：perospirone, QTP：quetiapine, OLZ：olanzapine, APZ：aripiprazole

一方，スイッチング過程に由来する問題とは，置換薬剤の薬理学的特徴のためにスイッチング途上で生じやすい問題であり，スイッチングの方法を工夫すれば解決できる問題である。スイッチングを漸減・漸増法で行った場合，置換薬の増薬速度が遅いために，あるいは被置換薬の減薬速度が速すぎるために，置換薬＋被置換薬の総合した抗精神病効果の減弱が生じうる。これは，どの第2世代薬へのスイッチングでもおこりうる。鎮静，二次性の陰性症状からの急激な開放は，鎮静系の被置換薬から非鎮静系薬へ急激にスイッチした場合に生じやすい。時間をかけて前薬の鎮静作用を緩和していく工夫が必要である。催眠作用の急激な減弱から発生する不眠も同様である。また，第2世代薬5剤の中で，quetiapineは個人への用量滴定が最も難しい薬剤であり，perospironeもその傾向がある[11]。それら薬剤の使用に十分習熟していないと最終用量を誤りやすい。

　Aripiprazole に関しては，その薬理学的な特質から quetiapine や perospirone と違った意味で最終用量の問題が想定される。これは aripiprazole が部分刺激薬であることに起因する問題である。Aripiprazole の D_2 受容体親和性は，現在わが国で使用されている抗精神病薬の中でも最も強い部類に属する。Racloprideを放射性リガンドとして用いたaripiprazoleのPET研究では，2 mg/日で被殻や尾状核のD$_2$受容体占拠率がすでに70％以上に達しており，10 mg/日では85％以上を示す[14]。このようにaripiprazoleはD$_2$受容体に高親和性に結合し，被置換薬が高度に伝達阻害を行っている場合にはaripiprazoleの部分刺激活性がそれを緩和する。その結果，たとえaripiprazoleを被置換薬に上乗せ投与しても，D$_2$受容体阻害に関しては減薬したのと同様の状態となる。つまり，aripiprazoleへのスイッチングでは，スイッチングに加えて減薬も同時に行われてしまう場合があり，その場合にはより慎重な対応を行わなければ病状の悪化も招きかねない。現状では被置換薬の用量がどれほどで減薬要因が加わるのか見極めが難しい。したがって，前薬が高用量の場合にはかなり慎重にスイッチングを行うことが必要である。

　スイッチングに伴う離脱・反跳現象は，置換薬と被置換薬のD$_2$受容体阻害の強さや抗コリン作用の強さの関係，スイッチングの速さが関係する。D$_2$受容体阻害作用や抗コリン作用が，強い状態から弱い状態へ急激に移行するときに，それらの現象が生じやすい。したがって，離脱・反跳現象が予想される場合には，スイッチングのスピードをかなりゆっくり始めるなどスイッチングに一層慎重な対応が必要である。

　Supersenstivity psychosis（過感受性精神病）は，1980年にChouinard[2]によって提唱された概念で，中脳辺縁系D$_2$受容体の過感受性獲得の結果，抗精神病薬による抗精神病作用に耐性が生じるというものである。Chouinardは，このような耐性が形成されることによって，病状が不安定化し，減薬が困難になるだけでなく，病状維持のためにさらに高用量の抗精神病薬が必要になるという悪循環を生むと考察した。このsupersenstivity psychosisの概念は，確立されたものではないものの，それによって示される病態は，臨床現場で時に遭遇するので注意が必要である。このような病態にある患者のD$_2$受容体阻害を不用意に緩めることによって，病態が一気に不安定化する可能性があることも念頭に置くべきだろう。

　抗コリン性離脱症状は，抗コリン作用の急激な低下後数日以内に生じる症状群で，不安，焦燥のような精神症状と，不眠，悪心・嘔吐，下痢，発汗，頭痛などの身体症状からなる。この離脱症状が出現すると，患者自身が不快なだけでなく，本来の精神病の悪化との鑑別が容易でないので，抗コリン作用の軽減は慎重に行

表IV-7 処方が多すぎることの問題点

- 行動毒性（behavioral toxicity）
　　カタトニア様状態，アカシジア，興奮，アキネジア
- 不快気分（dysphoria）
- 二次性陰性症状・認知障害
　　理解力，注意力，記銘力の全般的低下
- 錐体外路症状
- 遅発性錐体外路症状発症のリスクファクター
- 抗コリン薬併用の問題，抗精神病薬の抗コリン作用の問題
- その他の中枢性，末梢性副作用
　　心毒性，痙攣，疼痛閾値の上昇，など
- 3つの離脱・反跳症状
　　supersensitivity psychosis
　　withdrawal anticholinergic symptoms
　　withdrawal/rebound extrapyramidal symptoms

うべきである。

　離脱・反跳性錐体外路症状には，離脱性ジスキネジア，離脱・反跳性アカシジア，離脱・反跳性パーキンソニズムがある。特に離脱ジスキネジアは，日常生活が不可能になるほどの持続性の粗大な不随運動に至る場合があり注意が必要である。一般的には2〜6週で消失することが多いが，中には長期間持続する場合がある。

4. 抗精神病薬の減量方法

　抗精神病薬が患者にとって多すぎることによって**表IV-7**に示すようないろいろな問題が生じる。急性期症状が改善しないばかりでなく，新たな症状や副作用が発生することで病態がより複雑化する。それらの進行が徐々に進んだ場合には，治療者には元々の病態と薬剤による2次的なものの区別が付きにくくなり，減薬の必要性に気づくことは少ない。むしろ，その時の処方でなんとか病状が保てていると感じている場合も少なくない。また，多すぎる処方は，抗精神病薬や抗コリン薬による離脱・反跳現象の危険性を増大させる。処方の最適化の過程では，抗精神病薬の選択と同時に，個々の症例に適した用量への再滴定も行われなけれ

ばならない．特に高用量での治療で症状改善が見られない場合には，減薬も積極的に考えるべきである．

　Chlorpromazine（CPZ）換算で 1000 mg を越えるような大量療法から第 2 世代薬単剤へのスイッチングは難しい．それは，治療抵抗例や，高用量でしか反応しない症例が含まれているためであり，そのような症例に対して clozapine 以外の第 2 世代薬よる常用量単剤療法は必ずしも有効ではない．第 2 世代薬の優れた有用性が発揮されるのは，それぞれの薬剤の用量が至適用量域の範囲内であり，場合によってはその用量域への減量がスイッチングの前提条件にもなる．各第 2 世代薬の製薬会社推奨の最高用量は，risperidone 12 mg（chlorpromazine 換算量 1000 mg），perospirone 48 mg（600 mg），quetiapine 750 mg（690 mg），olanzapine 20 mg（550 mg），aripiprazole 30 mg（800 mg）である（表Ⅳ-5）．

　抗精神病薬の減薬は，再発や再燃の危険をともなうため，増薬よりもはるかに慎重な対応を要する作業である．特に，薬剤の種類を整理しながらの減量には，種々の問題が存在する．したがって多剤大量処方からの減量は特に難易度が高く，性急に結果を求めるべきではない．CPZ 換算で 1000 mg/日以下にすることをとりあえずの減量目標にすべきである．

　減薬の速度に関しては，対照を定めた実証的研究は行われていない．急激に服薬を中断した場合の再燃が，漸減した場合の再燃と比較して頻度が高い[13]ことから判断すると，減量は少量ずつ行うことが望ましい．また，減薬による症状再燃や，離脱あるいは反跳現象による症状の悪化（過感受性精神病：supersensitivity psychosis）が，減薬後数日から数週間の時間経過で生じることから考えると，減薬の評価には十分な時間を設けるべきである．Chouinard[12]の過感受性精神病の診断基準では，抗精神病薬の突然の減薬によって精神病症状の悪化が生じ，その突然の減薬とは 10％以上の減薬と規定されている．この 10％の数値は，CPZ 換算 1000 mg/日をこえる用量ではかなりの高用量となる．我が国では，近年 CPZ 換算 1000 mg/日をこえる高用量からの減薬に特化した臨床報告や提言も行われてきた．一般に，大量処方の総 CPZ 換算量に占める割合は高力価薬が高く，鎮静・催眠効果にはたす役割は低力価薬の方が大きい．したがって，高力価薬の減薬は減薬効率（速度）が高く，鎮静・催眠効果に与える影響が少ない．一方，低力価薬の減量は，減量初期から鎮静・催眠効果に与える影響を考慮しなければならない．このような配慮もしつつ，CPZ 換算 25〜50 mg/週を越えない減

量が，現在のところ妥当だろう[12]。もちろん，再燃脆弱性の高い症例では，さらに少ない減量幅，長い減量間隔にしなければならない。

　米国精神医学会の1997年ガイドライン[1]では，統合失調症の急性期を過ぎた後の減薬は，6ヵ月ごとに20％の減量を2～4週の間隔を空けて漸減法で行うよう提言している。これはかなりゆっくりしたペースである。至適用量で急性期治療が行われたことが前提なので，そこからの減薬は慎重さが要求されるわけである。大量療法の場合には，それ自体が必要十分な用量を逸脱している可能性が高いので，ここまで慎重に小刻みな減薬をする必要はないだろうが，参考にはすべきである。ちなみに，2004年ガイドライン[7]では急性期用量から維持用量への減量法の提言はなくなった。第2世代薬では急性期用量と維持用量の差が第1世代薬と比較して小さく，そのような第2世代薬が多用されるようになったことがその原因かもしれない。

　減薬を行いながら，抗精神病薬を整理していくことは重要である。薬理学的にクラスが同じ薬剤あるいは近い薬剤を1剤にまとめていくことを繰り返して，1剤ずつ種類を減らしていくのが常套である。そして，CPZ換算1000 mg/日以下の高力価薬＋低力価薬の2剤併用にまで整理する。多くの場合，高力価薬単剤への整理が最終目標となるが，高力価薬＋低力価薬を高力価薬単剤に整理するときに症状の悪化が見られることが多い[10]。したがって，最後の低力価薬の減量・中止は慎重に判断すべきであり，場合によっては低力価薬を最低量にまで減量したところでスイッチングをひとまず終了し，時機を見て再チャレンジすべきである。

5. 3種類のスイッチング方法

　スイッチングの方法には，漸減漸増法，上乗せ漸減漸増法，中断・開始法の3種類がある。いずれの方法にも共通して注意すべきことは，置換薬の目標用量をその薬剤の至適用量域内にし，最初から大量療法を前提としないこと，スイッチング途上での再燃に対しては，被置換薬ではなく置換薬の増量で対応すること，抗精神病薬以外による増強療法や頓用薬使用を十分に活用すること，被置換薬や抗コリン薬による離脱症状や反跳症状に注意すること，そのため抗コリン薬の漸減中止はスイッチングの最後に慎重に行うことである。スイッチングを行う場合，抗精神病薬の用量を再検討し，理想的にはCPZ用量換算で被置換薬≧置換薬に最適化したい。

① 漸減漸増法、上乗せ漸減漸増法

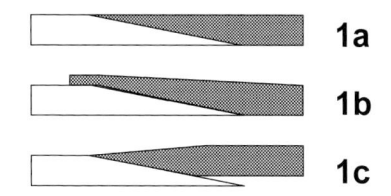

1a
1b
1c

② 中断・開始法

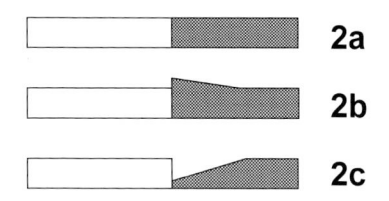

2a
2b
2c

図Ⅳ-1　抗精神病薬のスイッチング法

　漸減漸増法（図Ⅳ-1.1a）は被置換薬を漸減しながら，同時に置換薬を漸増していく方法である．スイッチングの方法としては標準的な方法で，徐々に薬剤を置換するので安全性は高い．効果と有害事象を患者と共有しながら徐々に置換を行える利点もある．しかしこの方法では，スイッチング終了までに時間（数週間から数ヵ月）がかかるため，治療者にも患者にも忍耐が必要である．また，スイッチングの途上で症状が改善しても，最後まで薬物の置換をやり遂げることが大切である．さもないとせっかくスイッチングを試みても薬剤が１剤増える結果で終わってしまう．

　上乗せ漸減漸増法（図Ⅳ-1.1b）は，漸減漸増法の変法といえる．被置換薬を減薬する前にまず置換薬を上乗せすることによって，事前に副作用をある程度検証できる．被置換薬がすでに少量の場合にはこの方法が有用である．また，被置換薬での症状改善が不十分な場合には，置換薬を上乗せすることでその効果を推測できる．スイッチングの最初から増薬となることに関しては，メリット，デメ

リット共にある。

　（上乗せ）漸減漸増法では，置換薬の増薬を被置換薬の終了よりも早い時期に完了させることもできる（図IV-1.1c）。こうすることによって，スイッチングの途中で置換薬＋被置換薬の抗精神病作用が一時的に減少することによる再燃を防ぐことができる。

　Quetiapine[5]またはrisperidone[7]へのスイッチングでは，被置換薬が高用量でない場合，2～3段階の漸減漸増法でも安全であったことが報告されている。Quetiapineとrisperidoneは中枢ドーパミン受容体への阻害状況に関しては対極の薬剤（表IV-5）であるだけに，この2剤で同様の結論が出たことは，これら2剤の中間的位置にあるolanzapineとperospironeでの安全性を推測する上で参考になる。

　中断開始法（図IV-1-1a, b, c）は，長所もあるが，問題となる短所も多々ある方法なのでその点をよく把握した上で実施しなければならない。長所はスイッチングの完了までに時間がかからないことである。この長所は非常に利用価値がある。一方短所は，被置換薬の急激な中止に伴う抗精神病作用の低下や離脱・反跳性副作用，置換薬の急激な開始による用量設定の誤りの問題である。特に鎮静系薬剤から非鎮静系薬剤へのスイッチングでは，鎮静作用からの急激な開放（一種の反跳）があり，それが置換薬では対処困難な場合がある。置換薬の用量が少なく見積もられた場合には，被置換薬以上の臨床効果が得られ難い。そのような不安のある場合には，図IV-1-2bのようにスイッチング当初にやや高用量で開始することも技法の一つである。半減期の長い抗精神病薬では，血中濃度が定常状態になるまでに1週間前後かかるので，その間の作用の低下を埋めることが必要な場合には考慮すべきである。一方，置換薬への曝露を徐々にすべき場合もある。眠気や低血圧症状など即日問題となる副作用に対して敏感な症例には，置換薬を漸増せざるを得ない（図IV-1-2c）。中断開始法は，限られた場合に対して限定的に用いられる方法であり，適応に当たっては個々の症例にとっての長所と短所を慎重に考慮する必要がある。適応は，被置換薬が障害的に作用している場合，被置換薬の効果がほとんどなく，重篤な精神症状から早期の回復が必要な場合，患者からの強い要請がある場合などである。安定している症例でも，被置換薬が極少量の場合にはこの方法が適応となる。

表Ⅳ-8 頓用向精神薬の条件

1. 効果発現が早く確実
2. 服薬しやすい
3. 副作用が少ない
4. 半減期が短く蓄積しない
5. 薬物相互作用が少ない
6. 依存性がない

6. 増強療法，頓用薬の特性と活用法

抗精神病薬のスイッチングを行っている途上での病状再燃に対しては，スイッチングの方向性が歪まない処方での対応，すなわち抗精神病薬の処方をあくまでも置換薬に収束する方向性を保つことが必要である。したがって再燃時には，置換薬の増量によって対処するか，抗精神病薬以外の向精神薬で対応することが基本ある。しかし，エピソード性の再燃に対しては，その時にのみ適宜服用する抗精神病薬の頓用使用（表Ⅳ-8）での対応は積極的に用いるべきである。

病状再燃時に用いる向精神薬としては，benzodiazepine系抗不安薬と感情安定薬がよく用いられる。Benzodiazepine系抗不安薬はもともと，病状再燃時の先駆症状や前哨症状の時に用いられて一定の評価が得られている[2]。効果発現も比較的早く，抗精神病薬との間に問題となる相互作用も少ないため処方しやすい。特にlorazepamは肝臓のミクロゾーム酵素系（CYP系など）を介さずに直接グルクロン酸抱合を受け，活性代謝物がなく，CYP系酵素の相互作用を勘案しなくてよい点は併用薬として望ましい。また，グルクロン酸抱合は肝障害や加齢変化の影響をあまり受けない点も，緊急時に頓用する場合には利点である。しかしbenzodiazepine系抗不安薬は，症例によっては逆説性の激越症状を惹起することが経験される。また，もともと精神病症状に対する効果は高くはない。

一方気分安定薬は，統合失調症の感情症状に効果があるだけでなく，ある程度の鎮静効果を有する。中でもvalproateは，副作用が少なく統合失調症の急性期治療に併用される頻度が近年著しく高まっている。Valproateは，抗精神病薬と併用した場合には陽性症状改善が促進されることや興奮性や衝動性の制御に適しているとの報告がなされている[3]。一方lithium[9]とcarbamazepine[8]は，最近

システマチックレビューで統合失調症への抗精神病薬との併用療法の有効性が否定された。実際 valproate を含む気分安定薬は，どれも効果発現に数日から1週間以上の時間を要し，頓用使用には適さない。さらに，時に有効な症例を経験するが，臨床経験上は感情調整作用以外の有効性はあまり高くなく，ただ非特異的な鎮静を示すに過ぎないことも多い。また，lithium は中毒の問題，carbamazepine は副作用としての失調症状やアレルギー性反応，骨髄抑制，CYP3A4 を介した薬物相互作用の問題，valproate は血中アンモニア値の上昇や食欲増進の問題がありそれぞれ注意を要する。また，全ての気分安定薬には催奇形性の問題があり出産可能年齢層の女性に投与する場合には，インフォームドコンセントが必要となる。

再燃時に最も有効なのがやはり抗精神病薬による対応である。その場合，スイッチングのスケジュールを前倒しして早めに置換薬を増薬することで改善を図ることが望ましい。しかし，確実な効果を期待する場合には特定の抗精神病薬を頓用使用（一時的な抗精神病薬の増薬）することもやむを得ない選択である。その場合には，頓用薬として信頼性が高い薬剤がまず選ばれなければならない。しかも，効果発現が速いものが望ましい。抗精神病薬の種類とその用量を調節することによって，抗不安，鎮静，催眠の各効果を特徴づけて出すこともある程度可能である。一定期間頻回に使用されることが予想される場合には半減期が短いタイプの抗精神病薬が望ましい。それは，半減期が長いタイプの抗精神病薬を頓用薬として連用することによって薬剤の脳組織内蓄積が生じ，頓用薬のスイッチングへの影響が出る可能性があるためである。また，頓用薬は患者自身が対処行動として使用することも想定して，患者の受け入れが良く，簡便に使用できて安全性が高いものが望ましい。第2世代薬のうち risperidone OS, perospirone, quetiapine などはいずれも，このような頓用薬として使用可能である。

7. 薬剤変更を円滑に行うための環境整備（表IV-9）

スイッチングを円滑に行うためには治療を取り巻く環境を整える必要がある。まずそのスイッチングの意義を明らかに，到達目標とそこへ至る方法を決めなければならない。そしてそれを，患者，必要ならばその家族へ説明をし同意を得ることが必要である。計画は，患者の生活を損なわず，無理のないものに心がけるべきである。同時に，関係する治療スタッフともスイッチングの方針を共有して，

表Ⅳ-9 スイッチングを円滑にする環境整備

スイッチングの妥当性の検討
患者への説明と同意
十分な観察と適時の介入の保証
スタッフ，家族との方針の共有化
意義
到達目標
方法
危険性とその回避方法
評価
適切なストレス管理体制

十分な観察と適時の介入が行われるような体制を作らなければならない。病状再燃の初期兆候の確認や，その場合の患者自身の対処行動は話し合っておくべきだろう。また，漸増漸減法が長期にわたる場合には，その途中で適切な評価をして関係者にそれをフィードバックすることが，スイッチングの動機付けの維持に役立つ。もちろんスイッチングが完結した時には，その評価が患者との間で適切に行われなければならない。

文　献

1) American Psychiatric Association : Practice guideline for the treatment of patients with schizophrenia. Am. J. Psychiatry, 154 (suppl) : 1-63, 1997.
2) Carpenter JWT, Buchanan RW, Kirkpatrick B, et al. : Diazepam treatment of early signs of exacerbation in schizophrenia. Am J Psychiatry, 156 : 299-303, 1999.
3) Citrome L : Schizophrenia and valproate. Psychopharmacology Bulletin, 37 (suppl 2) : 74-88, 2003.
4) Davis JM : The choice of drugs for schizophrenia. N Engl J Med, 345 : 518, 2006
5) 稲垣　中，稲田俊也，藤井康男，他：抗精神病薬の等価換算．稲垣　中，稲田俊也，藤井康男，他：向精神薬の等価換算，星和書店，東京，p. 11-40，1999.
6) Kane JM, Leucht S, Carpenter D, et al. : The expert consensus guideline series. optimizing pharmacologic treatment of psychotic disorders. J Clin Psychiatry 64 (suppl 12), 2003.
7) Lehman AF, Lieberman JA, Dixon LB, et al. : Practice guideline for the treatment of

patients with schizophrenia, second edition. Am J Psychiatry, 161 (2 suppl) : 1-56, 2004.
8) Leucht S, McGrath J, White P, et al. : Carbamazepine augmentation for schizophrenia : How good is the evidence? J. Clin. Psychiatry, 63 : 218-224, 2002.
9) Leucht S, Kissling W, McGrath J : Lithium for schizophrenia revisited : A systematic review and meta-analysis of randomized controlled trials. J. Clin. Psychiatry, 65 : 177-186, 2005.
10) 村杉謙次,庄田秀志：統合失調症の慢性例に対する抗精神病薬の単剤化・減量化の試み．厚生労働省・神経疾患研究委託費「統合失調症の治療及びリハビリテーションのガイドライン作製とその実証的研究」総括研究報告書，p. 67-73，2004
11) 武田俊彦：リスペリドン,ペロスピロン,クエチアピン,オランザピンはどこが違うのか．臨床精神医学 34：405-414, 2005.
12) 武田俊彦：統合失調症治療における薬剤の単純化と最適化．――スイッチングの知識と技法――精神経誌，108：624-629, 2006.
13) Viguera AD, Baldessarini RJ, Hegarty JD, et al. : Clinical risk following abrupt and gradual withdrawal of maintenance neuroleptic treatment. Arch Gen Psychiatry 54 : 49-55, 1997
14) Yokoi F, Grunder G, Biziere K, et al. : Dopmanine D_2 and D_3 receptor occupancy in normal humans treated with the antipsychotic drug aripiprazole (0PC-14597) : A study using positron emission tomography and [11C] raclopride. Neuropsychopharmacology, 27 : 248-259, 2002.

(武田俊彦)

V. Clozapine について

　Clozapine は，1962 年にスイスの Wander 社（現 Novartis Pharma 社）で開発された dibenzodiazepine 系抗精神病薬である．抗精神病薬として承認されたのは 1969 年のオーストリアが最初で，それ以後海外では統合失調症治療薬として使用されていた．当時は錐体外路症状の発現を抗精神病効果の目安とする，という逆説的な効果判定がとられていた．しかし clozapine は，既存の薬剤と比べて錐体外路症状の発現が少ないものの抗精神病効果が得られるというそれまでにない特性を示し，徐々にその使用は広がっていた．日本でも 1968 年から大日本製薬（現 大日本住友製薬）によって W801 という試薬名で臨床治験が開始され，1973 年に承認申請された．しかし，そのころより海外で無顆粒球症による重大な有害事象が報告されるようになり，1975 年にはフィンランドで 8 例の死亡例を含む 16 例の無顆粒球症の報告がなされたことからその危険性が指摘され，世界的に販売が中止されたことを受けて，我が国でも承認申請が取り下げられた．当時我が国で行われた臨床治験の報告は現在でも興味深い．必ずしも clozapine 単剤で評価されているわけではないが，投与症例の 95％で有効であり，特に精神運動興奮に対する静穏作用と対人接触の障害に対する改善作用は著しく，抗幻覚妄想作用がこれに次ぐものの感情鈍麻・自発性減退に対する賦活作用はほとん

Clozapine

ど期待できない，と我が国でも海外と同様の効果を示していたことが報告されていた[2,26]。その後長らく一部の地域では使用可能であったが，世界的には封印された薬剤であった。1988年にKane[30]によって治療抵抗性統合失調症に対する有効性が証明されて，clozapineの臨床的価値が再発見されるかたちとなった。しかも他の抗精神病薬よりも錐体外路症状が出にくいという特性もあり，その後の新規抗精神病薬開発の基礎となった。現在我が国で使用可能なolanzapine, quetiapine, zotepineは，いずれもclozapineを意識して創薬され，分子構造の基本骨格がclozapineと類似した薬物である。

我が国では，1995年から臨床試験がサンド薬品（現Novartis Pharma社）によって決定され，現在臨床試験が全て終了し承認に関わる審査がなされているところである。したがって，我が国ではまだ使用できる剤型は明らかにされていないが，海外では25 mg, 100 mgの2種類の錠剤が供給されている。また古い薬剤なので，海外では複数のジェネリックが利用可能となっている。

A. 薬理学的基礎情報

ドーパミンD_2受容体に対してはloose bindingを示す（表II-5, 表III-3）。血中半減期は，報告によってばらつきがあるものの平均16時間程度[16]と報告されている。これは同様の構造式をもつzotepineの8時間，quetiapineの3〜6時間よりも長く，olanzapineの28.5時間よりも短い。Zotepineを連続投与して血中プロラクチンの推移を測ると，sustainedタイプの推移が観察される（図III-2）。連続投与した場合の半減期の延長も考慮に入れると，clozapineの脳内D_2受容体阻害はsustained blockadeだろう。つまりclozapineのD_2受容体阻害はloose-sustainedタイプと考えられる。しかし，かなりのloose bindingであることを考慮すると，sustained blockadeとは言え，zotepine同様あるいはそれ以上に日内変動のあるsustained blockadeであると推測される。

Clozapineは，その急激な中止によって反跳性の病状再燃（II章B-4を参照）が，生じる可能性が指摘されている。clozapineは，血中半減期が平均16時間だが，D_2受容体への親和性がきわめて低いため，clozapine濃度の低下で，その濃度低下速度以上の速さで，D_2受容体上ではclozapineからドーパミンへの置換が生じる可能性がある。このような反跳現象を防止するためには，中止する場合

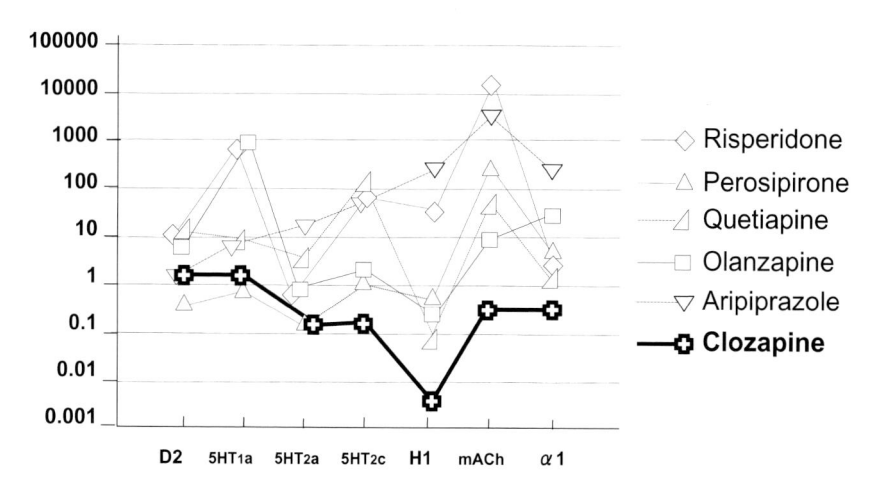

図 V-1　Clozapine の haloperidol 5mg 等量用量換算 Ki 値（＝[Ki(nM)/等価用量*(mol)]×10⁵）
*：risperidone 3 mg, perospirone 20 mg, quetiapine 325 mg, olanzapine 10 mg, aripiprazole 10 mg, clozapine 250 mg

に 1 週間に 100 mg 以下の漸減が望ましい。

Clozapine の受容体阻害のプロフィールで特徴的なのが，セロトニン 5HT$_{2A}$，5HT$_{2C}$，ヒスタミン H$_1$，ムスカリン性コリン mACh，ノルアドレナリン α$_1$ 受容体へ強い阻害作用である（図 V-1）。また 5HT$_{1A}$ 受容体に対しては部分刺激薬として作用していることが分かっている。これらの受容体プロフィールから，低い錐体外路症状惹起性，強い食欲増進作用，強い鎮静効果や催眠効果，末梢性の抗コリン性副作用の多さや起立性低血圧などの循環器障害の起こりやすさが予想される。実際，過鎮静，頻脈は 20％以上の頻度で生じ，便秘，耐糖能異常は 10〜20％の頻度，低血圧は 5〜10％の頻度で発生することが報告されている[49,55]。また，発生メカニズムは不明だが，治療初期に流涎が 20％以上の高頻度でみられる。

Clozapine の中枢 mACh 受容体への作用は複雑である。中枢 mACh 受容体阻害作用が強力であることは，錐体外路症状の軽減という点では利点であるが，記銘力障害などの認知機能障害を引き起こすという点では問題なはずである。しかし後述するように clozapine は，統合失調症の認知機能を改善することでは報告がほぼ一致しており，そこから推測すると，clozapine が中枢 mACh 受容体を

介しておこす認知機能への悪影響は，結果的には他の認知機能の改善効果によって相殺されている可能性が高い。Clozapine は確かに ACh 受容体への高い親和性をもっているが[6]，ムスカリン性コリン M_1 受容体[6,57,61,67]と $M_{2/3/5}$ 受容体[7,20,48]の阻害薬として作用すると報告されてきている一方で，$M_{1/2/4}$ 受容体の部分刺激薬であるとも報告されている[52,64]。さらに，ヒトと齧歯類における主要な活性代謝物である N-desmethylclozapine（NDMC）は，*in vivo* で強力な M_1 受容体刺激作用を持つことが報告されている[57,61]。このように，clozapine の中枢 mACh 受容体への作用については，まだ十分には解明されていない。

　Clozapine の活性代謝物である NDMC は，$5HT_{2A}$ 受容体と $5HT_{2C}$ 受容体に対しては clozapine 同様に，D_2 受容体に対してはやや落ちるものの依然として臨床的に意味のある親和性を示す[37,61]。また，NDMC は $M_{4/5}$ 受容体へも高い親和性を示す。このように NDMC は clozapine と同じような受容体結合特性を持つことから，抗精神病効果を有すると考えられている。また clozapine による M_1 受容体阻害作用と NDMC による M_1 受容体刺激作用との比率がその効果に影響している可能性が指摘されている[11,39]。また NDMC は M_1 受容体刺激作用によって海馬 CA1 における NMDA 受容体にも働き，ムスカリン系だけでなくグルタミン酸系の神経伝達でも調整的にはたらいて，そのことが clozapine の統合失調症への効果に関連している可能性も指摘されている[57]。

　Clozapine は，投与量の約 50％ が尿中に，約 30％ が糞便中に排泄される。排泄前にほとんどが代謝を受けるが，NDMC 以外に臨床的に意味のある活性代謝物はみつかっていない。肝臓ではチトクロム P-450 1A2 によって主に代謝される。したがって，その活性を誘導する carbamazepine との併用や喫煙などで血中濃度が低下する可能性がある。また，同酵素の阻害薬である caffeine や fluvoxamine などで血中濃度が上昇する可能性がある。1A2 以外にも 2D6 と 3A4 も代謝に関与していることがわかっている。Clozapine は強い α_1 受容体阻害作用があるため，エピネフリンを併用した場合に，エピネフリンの α_1 刺激作用よりも β 刺激作用が優位に作用して血圧の異常低下を生じる可能性があるため併用は危険である。

B. 臨床的特徴

　通常の使用量は 300～500 mg/日であるが，反応が不十分な場合に忍容性に問題がなければ 900 mg/日まで増量できる。開始用量としては 25 mg/日（高齢者では 12.5 mg/日）が IPAP（The International Psychopharmacology Algorithm Project）では推奨されている。また十分な臨床効果を得るには，血中濃度は 350～450 ng/ml を超える水準が必要とされている。治療抵抗例に投与した場合の臨床効果の判定には，少なくとも 8 週間から最大 6 ヵ月は必要である[53,56]。

1. 治療抵抗性統合失調症への適応

　1988 年に Kane らが，chlorpromazine を対照薬とした二重盲検比較試験で，治療抵抗性統合失調症症例に対する有効性を報告した。この報告では，chlorpromazine 換算 1000 mg/日以上のクラスの違う 3 種類以上の抗精神病薬を，単剤で 6 週以上用いられても十分な治療効果が得られないという厳しい治療抵抗性の基準（いわゆる Kane の基準：表Ⅲ-11）が採用されている。これ以後の研究ではより緩やかな基準が採用されてきているが，他剤が clozapine を上回る効果を治療抵抗性症例に対して示している結果は報告されていない[12,17,30,40,54,59]。一度は統合失調症治療薬として使用することが制限されたものの，こうした報告を受けて 1990 年から治療抵抗性統合失調症治療薬として再び欧米で使用が認可された。

　多くの研究を統合して解析したメタ解析によっても，clozapine は第 1 世代抗精神病薬よりもまさっているという結果が示されてきている[9]。たとえば，31 本の第 1 世代抗精神病薬との比較研究を解析対象としたメタ解析でも，clozapine の有効性の優位性は effect size 0.494（95％ CI：0.32～0.67）という高値を示している[12,60]。Haloperidol とプラセボとの有効性の差が effect size 0.60（95％ CI：0.44～0.76）である[60]ので，clozapine と第 1 世代抗精神病薬との有効性の差は，haloperidol とプラセボとの有効性の差にほぼ匹敵するくらいに明らかな差と言えるのだろう。

　Clozapine が他の第 2 世代抗精神病薬よりも優れているのかを直接比較した研究はまだ少ない。その中で，さまざまな議論をもたらしている CATIE 研究の

Phase 2 研究において，clozapine は他の第 2 世代抗精神病薬よりも中断が少ないということが示された。これは薬剤自身の力だけではなく，clozapine が「伝家の宝刀」であることを治療者側が意識しているために，他の薬剤よりも中断させたくない意図が働いているからかもしれない。しかし，それも臨床的には clozapine による薬物療法のひとつのプラス要因であるのかもしれない[41]。

　日本では，clozapine が臨床に導入されずに抗精神病薬の多剤大量使用が広まってしまったこともあって，「治療抵抗性」というものが適切に評価されてきていない。ともすれば単なる慢性期症例，荒廃した症例，処遇困難例，長期入院例などと混同されがちであるので注意しておかなくてはならない。初回エピソード症例であっても，15％は治療抵抗性であるといわれ，統合失調症と診断された症例の 30〜50％ は治療抵抗性であるという報告もある[42,43]。

　治療抵抗性症例には現時点で様々なアルゴリズムが存在するが，最近では risperidone と olanzapine を使って十分に効果が得られなければ clozapine の使用を是認するものが少なくない。しかし，前述の 2 剤以外にも aripiprazole と第 1 世代抗精神病薬を使用してから clozapine の使用を検討していく方が望ましいとする報告もあり，安易に治療抵抗性症例と診断して clozapine を使用することについては慎重な意見もある[31]。

　また，最近では clozapine も万能ではなく，clozapine 抵抗性症例が存在するということを前提としたアルゴリズムが作られてきている。この時点で初めて抗精神病薬の多剤（2 剤）併用ということが公式に認められるわけだが，現時点で他の抗精神病薬を clozapine に追加して有効性が増したという確かなエビデンスは得られていない。Risperidone を追加して効果があったという報告[29,35]がある一方で，短期的な効果は得られなかった[27]とする報告もあり一定でない。Ziprasidone の併用が効果的であったという症例報告[66]もある。その他にも，sulpiride, quetiapine, pimozide でオープンの小規模試験が行われているが，小規模のために信頼性に問題があり，今後の体系的な研究が待たれるところであろう[50]。IPAP のアルゴリズムでは，6 ヵ月間十分量の clozapine 治療後も残存する症状に対して ECT（electro-convulsive therapy）による増強を行うことについても述べられており，clozapine はすべてを解決する魔法の薬ではないことも理解しておく必要がある。

2. 自殺予防効果

Clozapine の自殺予防効果についても報告されている。元々，統合失調症症例の 10〜15％ が自殺し，自殺企図はほぼ半数の症例で認められるといわれている[8,63]。これは一般人口のリスクと比べて，米国で 6〜36 倍[4,5]，カナダで 19.6 倍[51]，スウェーデンで 12.3 倍[1] 高い。この数字は，日本ではまだ現実感のないものであるが，それは地域医療モデルである欧米と収容入院モデルが残存している日本とのシステム上の違いによるところが大きい。そのため，多くの海外の治療アルゴリズムでは，抑うつと自殺のリスクに対して早い段階から対応するようになっている。また，抗精神病薬への反応が乏しい症例でより自殺のリスクが高いことも報告されている。

そうした中で，clozapine が他の抗精神病薬に反応しない症例に対して有効であるならば，自殺のリスクもより減少させていると考えられた。実際に，clozapine 治療群では，clozapine を使用しなかった群に対して自殺，自殺企図，自殺念慮が 86％ 減少した[14,44]。また，980 例（26.8％ が前薬に抵抗性）の統合失調症と統合失調感情障害の患者を無作為に clozapine と olanzapine に割り付けて，自殺の関する行動を 2 年間調査したところ，clozapine 治療群のほうが自殺行動が有意に少なく，自殺を防止するための入院や介入，抗うつ薬や抗不安薬の併用なども少なくてすんだ。それでも前薬への抵抗性を示したハイリスク群では自殺者が研究期間中にも認められ，clozapine が完全に有効というわけではなかったが，こうした症例に対しては olanzapine よりも自殺予防効果は高いと報告された[45]。こうした報告を受けて clozapine は，2003 年に統合失調症と統合失調感情障害での繰り返す自殺行動リスクを減少させる効果について，米国で追加承認を受けた[19]。治療抵抗性ではなく，自殺のリスクのために clozapine を処方する場合は，少なくとも 2 年間は治療を継続することが推奨されている。その後，自殺のリスクを定期的に評価して中止を検討する，とされている。

3. 暴力に対する効果

Clozapine は haloperidol と olanzapine に比べて，暴力を繰り返す症例に対する抑止効果があると報告されている[10,36]。Clozapine と olzanzapine，haloperidol の 3 剤で暴力的な症例だけを集めて評価したところ，clozapine は

基本的な攻撃性の判定において他の 2 剤より優れていた。さらに clozapine は，haloperidol に対しては言語的攻撃，物質的攻撃の両者で，olanzapine に対しては言語的攻撃においてそれぞれ効果が勝っていた。これらの群間で PANSS による精神症状の評価に有意差はなく，精神症状の改善とは異なったメカニズムを考えざるを得ない。これらの攻撃性に対する効果のメカニズムは，現在のところよく分かっていない。例えばセロトニンあるいはアドレナリン受容体に対する阻害プロフィールが，従来型の抗精神病薬と異なることが関連しているのかもしれないし，Clozapine の，そして olanzapine にも共通の，辺縁系への選択性の高さというものが攻撃性に対する効果に何らかの役割を果たしているのかもしれない[36]。

4. 認知機能への効果

健常対照者とくらべて認知機能が低下している 36 例の治療抵抗性統合失調症症例に clozapine 治療を導入後，6 ヵ月後には Controlled Oral Word Association Test と Category Instance Generation Test で reference memory が，そして executive function, attention, recall memory の試験のいくつかで改善が認められた。同時に BPRS スコアの改善も認められ，精神病理と認知機能の改善との間に関連があるという根拠となっている。そのため，clozapine による治療は社会機能の改善につながると考えられている[25]。陰性症状の強い 21 症例に対して 8 週の clozapine 治療後に SPECT で前頭葉と側頭葉の血流の改善はもたらさないものの，認知機能の改善については WCST (Wisconsin Card Sorting Test) の total trails of category, preserving errors, non-preserving errors のタスクが clozapine 治療群で有意に（$p<0.05$）改善した[65]。

5. パーキンソン病への効果

パーキンソン病の精神症状に対しては 6.25 mg を開始用量とし，50 mg/日を上限とする低用量での使用が日本神経学会の治療ガイドラインにおいて推奨されている[21]。重症パーキンソン病のレボドパにて惹起されたジスキネジアに対しても有効であると報告されている[15]。

C. 副作用関連

ここでは，clozapine 使用時に特に知っておかなければならない特徴的な副作用について述べる。

1．無顆粒球症

無顆粒球症は 1〜2％で生じるといわれている。無顆粒球症は clozapine 投与開始後 18 週までに生じることがほとんどであることから，何らかの免疫反応による可能性が推察されてきている。いくつかの遺伝学的研究によって，無顆粒球症を起こしやすい遺伝子の変異について報告がなされてきている。人種による違いも考えられており，今後の研究の進展が待たれる[13,22,58]。

2．心筋炎

心筋炎は，clozapine 服用者の 0.0001〜0.002％に発生し[60]，約 80％が投与開始後 4 週以内に，90％が 8 週以内に起きるといわれている[24,33,38]。それ以後に生じる可能性は高くはないが，一度生じると重篤な副作用であるため全く油断はできない。Clozapine による心筋炎の初期症状として感冒様症状，たとえば発熱，頻脈，全身倦怠感などを呈することがある。しかしこれらの症状は clozapine の滴定中によく見られるものであり，特に発熱は服用開始後 20％の症例で認められるといわれているため，注意を要する[46,47]。心筋炎は通常使用量（100〜450 mg/日）であっても比較的若い症例で起きやすく，その半数程度しか回復しないといわれている[23]。さらにわずかであるが，心筋症の症例も報告されている。この場合は治療開始後暫く経って起きており，致死的なケースもある。心膜炎と心囊液貯留も clozapine 治療に関連して生じうる。

3．頻脈，心電図異常

頻脈は，clozapine 服用患者の 25％に起こるよくある副作用で，特に治療初期の用量漸増時に生じやすい。しかも頻脈は，心筋疾患の鍵となる症状でもある。従って，患者が治療開始から 2 ヵ月以内の安静時に持続的な頻脈を起こした場合には，心筋炎/心筋症の徴候を注意深く観察する必要がある。その徴候とは，前

述の感冒様症状に加えて，動悸，不整脈，心筋梗塞様症状（symptoms mimicking myocardial infarction），胸部痛や原因不明の心疾患症状などである。Clozapine 治療中の患者の中には，他の抗精神病薬と類似の心電図変化，例えば S-T 部分の低下および平坦化もしくは T 波逆転を起こす患者も少数いる。これらは clozapin 投与中止後正常化し，その臨床的意義は明らかになっていない。しかしこのような異常所見は，心筋炎や心筋症患者でも観察されるものなので注意を払うべきである。もしも clozapine による心筋炎や心筋症が疑われた場合には，clozapine 治療をすぐに中止し，早急に心臓専門医に診断と評価を求めるべきである[28]。

4．耐糖能異常

Clozapine は，抗精神病薬の中でも最も耐糖能異常を起こしやすい薬剤である（第III章，Olanzapine 参照）。Clozapine によって耐糖能異常をきたす場合には，その大部分が治療を開始後 6 ヵ月以内に生じている[34]。

5．けいれん発作

Clozapine 300 mg/日までの低用量では 1〜2％，300 mg〜600 mg/日の中等量では 3〜4％，600 mg〜900 mg/日の高用量では 5％のけいれんのリスクがある[62]。このようなけいれん誘発性は，抗けいれん作用がある benzodiazepine と共通の化学構造をもつ dibenzodiazepine 系の構造自体が関連しているのかもしれない。

6．悪性症候群

Clozapine も他の抗精神病薬と同様に悪性症候群を惹起する可能性はあるが，その症状の出方は定型的なものとは若干異なっている。最も一般的にみられる臨床的症状は頻脈，精神症状の変化，そして発汗であった。発熱，筋強剛，CPK の上昇は，典型的な悪性症候群ほどはっきりしないといわれている[32]。

D． 無顆粒球症と臨床使用に関する制度

Clozapine は，無顆粒球症という重篤な副作用を有する薬剤であるため，各国

は臨床使用にあたって各種の制限を設けている．適応は，治療抵抗性の統合失調症に限定している国がほとんどである．現在，米国では処方が全登録制で，the Clozaril National Registry によって処方前から開始後 6 ヵ月間は毎週の採血が義務づけられている．その結果問題がなければ処方を受けることができるという制度になっている．またその処方箋は 7 日間のみ有効とされている．6 ヵ月間の白血球測定で問題がなければ，隔週での採血に変更となる．処方開始後 12 ヵ月間以上の期間，白血球測定で問題がなければ 1 ヵ月（30 日）毎の採血へと変更することができる．これらの場合の白血球数測定では，白血球数は 3500/mm^3 以上，かつ顆粒球数が 2000/mm^3 以上であれば許容範囲内と定められている．白血球数が 3500/mm^3 未満 3000/mm^3 以上，あるいは顆粒球数が 2000/mm^3 未満 1500/mm^3 以上であった場合は，軽度の白血球減少症あるいは無顆粒球症が発現したと判断して，データの改善が認められるまで週に 2 回の採血が必要となる．白血球数 3000/mm^3 未満，あるいは顆粒球数 1500/mm^3 未満となった場合は，中等度以上の白血球減少症または無顆粒球症が発現したと考え，clozapine の使用は中断しなくてはならない．しかし，白血球数が 2000/mm^3 以上または顆粒球数が 1000/mm^3 以上であったならば，改善後に clozapine の再投与が可能であると決められてる．白血球数が 3500/mm^3 以上，かつ顆粒球数が 2000/mm^3 以上にまで改善した場合に限って再投与は可能となるが，その場合は再投与開始後 1 年間は毎週の採血が必須となる．1 年後までに問題がなければ隔週の採血となり，さらに 6 ヵ月間問題がなければ 4 週間隔のモニターへ移行することができる．

　日本でも clozapine の導入に向けて日本臨床精神神経薬理学会を中心にガイドラインが作成されている．これは海外のガイドラインとほぼ同じものになっており，スムーズな運用が期待される．

　今後統合失調症治療の中で特異な位置づけを持っている clozapine は，精神科医の専門性を獲得するに当たって教育上経験することが必須な治療技法の一つと考えられており，その特性について十分に把握しておくことが必要である[18]．

E. 新しい剤型 DHA-clozapine

　Docosahexaenoic acid (DHA)-clozapine は clozapine の脳への移行の選択

性を高め，血清中に残存しないタイプのものである。ラットに高用量の clozapine と DHA-clozapine を注射し，45分後と8時間後に clozapine とその代謝物である norclozapine と clozapine-N-oxide の血清中と脳内の濃度を測定すると，clozapine 群では，いずれのポイントでもそれぞれの濃度が高値であったが，DHA-clozapine 投与群では，血清中のそれぞれの濃度は45分後にはすでに著しい低値を示し，8時間後には測定不能であった。一方脳内では，45分後には低値を示したものの8時間後でも依然測定可能であった。Apomorphine に対する効果から推測すると，DHA-clozapine は clozapine 単独よりも10倍強力で持続的な効果を持ち，経口投与でもその効果が得られる可能性が示されている。また，clozapine よりもさらにカタレプシーを生じにくいことから，錐体外路症状はきわめて少ない抗精神病薬である可能性がある[3]。しかし clozapine と DHA-clozapine は，その異なる薬物動態から生物学的に同等の薬剤とは言えない。従って，その有効性や手応え感が全く同じか否かは現状では分からない。一方 DHA-clozapine は，clozapine で用量依存性に生じる末梢の副作用の回避には有効であろうから，今後の開発の展開を注目したい。

文　献

1) Allebeck P : Schizophrenia : a life-shortening disease. Schizophrenia Bulletin, 15 : 81-89, 1989.
2) Alvir JMJ, Jeffrey PH, Lieberman JA, et al. : Clozapine-induced agranulocytosis : Incidence and risk factors in the US. N Engl J Med, 329 : 162-167, 1993.
3) Baldessarini RJ, Campbell A, Webb NL, et al. : Fatty Acid Derivatives of Clozapine : Prolonged Antidopaminergic Activity of Docosahexaenoylclozapine in the Rat. Neuropsychopharmacology, 24 : 55-65, 2001.
4) Berren MR, Hill KR, Merikle E, et al. : Serious mental illness and mortality rates. H & CP, 45 : 604-605, 1994.
5) Black DW : Mortality in schizophrenia : the Iowa record-linkage study : a comparison with general population mortality. Psychosomatics, 29 : 55-60, 1988.
6) Bolden C, Cusack B, Richelson E : Antagonism by antimuscarinic and neuroleptic compounds at the five cloned human muscarinic cholinergic receptors expressed in Chinese hamster ovary cells. J Pharmacol Exp Ther, 260 : 576-580, 1992.
7) Bymaster FP, Calligaro DO, Falcone JF, et al. : Radioreceptor binding profile of the atypical antipsychotic olanzapine. Neuropsychopharmacology, 14 : 87-96, 1996.
8) Caldwell CB, Gottesman II : Schizophrenics kill themselves too : a review of risk

factors for suicide. Schizophrenia Bulletin, 16 : 571-589, 1990.
9) Chakos M, Lieberman JA, Hoffman E, et al. : Effectiveness of Second-Generation Antipsychotics in Patients With Treatment-Resistant Schizophrenia : A Review and Meta-Analysis of Randomized Trials. Focus, 2 : 111-121, 2004.
10) Citrome L, Volavka J, Czobor P, et al. : Effects of clozapine, olanzapine, risperidone, and haloperidol on hostility among patients with schizophrenia. Psychiatric Services, 52 : 1510-1514, 2001.
11) Davies MA, Compton-Toth BA, Hufeisen SJ, et al. : The highly efficacious actions of N-desmethylclozapine at muscarinic receptors are unique and not a common property of either typical or atypical antipsychotic drugs : Is M_1 agonism a pre-requisite for mimicking clozapine's actions-. Psychopharmacology (Berl), 178 : 451-60, 2005.
12) Davis JM, Chen N, Glick ID, et al. : A meta-analysis of the efficacy of second-generation antipsychotics. Arch Gen Psychiatry, 60 : 553-564, 2003.
13) Dettling M, Schaub RT, Mueller-Oerlinghausen B, et al. : Further evidence of human leukocyte antigen-encoded susceptibility to clozapine-induced agranulocytosis independent of ancestry. Pharmacogenetics, 11 : 135-41, 2001.
14) Duggan A, Warner J, Knapp M, et al. : Modelling the impact of clozapine on suicide in patients with treatment-resistant schizophrenia in the UK. Br J Psychiatry, 182 : 505-8, 2003.
15) Durif F, Debilly B, Galitzky M, et al. : Clozapine improves dyskinesias in Parkinson disease A double-blind, placebo-controlled study. Neurology, 62 : 381-388, 2004.
16) Ereshefsky L : Pharmacokinetics and drug interactions : update for new antipsychotics. J Clin Psychiatry, 57 (suppl. 11) : 12-25, 1996.
17) Essock SM, Hargreaves WA, Covell NH, et al. : Clozapine's effectiveness for patients in state hospitals : results from a randomized trial. Psychopharmacol Bull, 32 : 683-697, 1996
18) Fayek M, Flowers C, Signorelli D, et al. : Psychopharmacology : Underuse of Evidence-Based Treatments in Psychiatry. Psychiatr Serv, 54 : 1453-1456, 2003.
19) FDA Consum. 2003 Mar-Apr ; 37 (2) : 5
20) Fritze J, Tilmann E. : Pirenzepine for clozapine-induced hypersalivation. Lancet, 346 : 1034, 1995.
21) Goetz CG, Blasucci LM, Leurgans S, et al. : Olanzapine and clozapine : Comparative effectson motor function in hallucinating PD patients. Neurology, 55 : 789-794, 2000.
22) G-zelcan Y, Scholte WF : Clozapine-induced agranulocytosis : genetic risk factors and an immuno-toxic explanatory model. Dutch Journal of Psychiatry, 48 : 295-302, 2006.
23) Haas SJ, Hill R, Krum H, et al. : Clozapine-associated myocarditis : a review of 116

cases of suspected myocarditis associated with the use of clozapine in Australia during 1993-2003. Drug Saf, 30 : 47-57, 2007.
24) Hagg S, Spigset O, Bate A, et al. : Myocarditis related to clozapine treatment. J Clin Psychopharmacol, 21 : 382-388, 2001.
25) Hagger C, Buckley P, Kenny JT, et al. : Improvement in cognitive functions and psychiatric symptoms in treatment-refractory schizophrenic patients receiving clozapine. Biol Psychiatry, 34 : 702-712, 1993.
26) 疋田平三郎ら (1973) : W-801散 (Clozapine) の臨床治験. 基礎と臨床, 7 : 844-853, 1973.
27) Honer WG, Thornton AE, Chen EYH, et al. : Procyshyn, and the Clozapine and Risperidone Enhancement (CARE) S : Clozapine Alone versus Clozapine and Risperidone with Refractory Schizophrenia. N Engl J Med, 354 : 472-482, 2006.
28) 医薬品安全性情報 Vol. 1 No. 11, 国立医薬品食品衛生研究所 安全情報部, 2003.
29) Josiassen RC, Joseph A, Kohegyi E, et al. : Clozapine Augmented With Risperidone in the Treatment of Schizophrenia : A Randomized, Double-Blind, Placebo-Controlled Trial. Am J Psychiatry, 162 : 130-136, 2005.
30) Kane JM, Honigfeld G, Singer J, et al. : Clozapine for the treatment-resistant schizophrenic : a double-blind comparison with chlorpromazine. Arch Gen Psychiatry, 45 : 789-796, 1988.
31) Kane JM, Meltzer HY, Carson WH, et al. : Aripiprazole for treatment-resistant schizophrenia : results of a multicenter, randomized, double-blind, comparison study versus perphenazine. J Clin Psychiatry, 68 : 213-23, 2007.
32) Karagianis JL, Phillips LC, Hogan KP : Clozapine-associated neuroleptic malignant syndrome : two new cases and a review of the literature. Ann Pharmacother, 33 : 623-30, 1999.
33) Killian JG, Kerr K, Lawrence C, et al. : Myocarditis and cardiomyopathy associated with clozapine. Lancet, 27 : 1841-5, 1999.
34) Koller E, Schneider B, Bennett K, et al. : Clozapine-associated diabetes. Am J Med, 111 : 716-723, 2001.
35) Kontaxakis VP, Ferentinos PP, Havaki-Kontaxaki BJ, et al. : Risperidone augmentation of clozapine : a critical review. Eur Arch Psychiatry Clin Neurosci, 256 : 350-355, 2006.
36) Krakowski MI, Czobor P, Citrome L, et al. : Atypical Antipsychotic Agents in the Treatment of Violent Patients With Schizophrenia and Schizoaffective Disorder. Arch Gen Psychiatry, 63 : 622-629, 2006.
37) Kuoppamaki M, Syvalahti E, Hietala J : Clozapine and N-desmethylclozapine are potent 5-HT 1 C receptor antagonists. Eur J Pharmacol, 245 : 179-182, 1993.

38) La Grenade L, Graham D, Trontell A : Myocarditis and cardiomyopathy associated with clozapine use in the United States. N Engl J Med, 345 : 224-225, 2001.
39) Li Z, Huang M, Ichikawa J, et al. : N-desmethylclozapine, a major metabolite of clozapine, increases cortical acetylcholine and dopamine release in vivo via stimulation of M_1 muscarinic receptors. Neuropsychopharmacology, 30 : 1986-95, 2005.
40) Marder SR : Evidence-based treatment for schizophrenia : a selected review. Contemporary Psychiatry, Dec : 1-6, 2002.
41) McEvoy JP, Lieberman JA, Stroup TS, et al. : Effectiveness of Clozapine Versus Olanzapine, Quetiapine, and Risperidone in Patients With Chronic Schizophrenia Who Did Not Respond to Prior Atypical Antipsychotic Treatment. Am J Psychiatry, 163 : 600-610, 2006.
42) McGorry PD, Killackey E, Elkinset K, al : Summary Australian and New Zealand clinical practice guideline for the treatment of schizophrenia. Australasian Psychiatry, 11 : 136-147, 2003.
43) Meltzer HY and Kostakoglu A. Treatment Resistant Schizophrenia in Comprehensive Care of Schizophrenia. Murray R : A Textbook of Clinical Management. Martin Dunitz. London, pp 181-203, 2001.
44) Meltzer HY and Okayli G : Reduction of suicidality during clozapine treatment of neuroleptic-resistant schizophrenia : impact on risk-benefit assessment. Am J Psychiatry, 152 : 183-190, 1995.
45) Meltzer HY, Alphs L, Green AI, et al. : Clozapine Treatment for Suicidality in Schizophrenia : International Suicide Prevention Trial (InterSePT). Arch Gen Psychiatry, 60 : 82-91, 2003.
46) Merrill DB, Ahmari SE, Bradford JM, et al. : Myocarditis during clozapine treatment. Am J Psychiatry, 163 : 204-8, 2006.
47) Merrill DB, Dec GW, Goff DC : Adverse cardiac effects associated with clozapine. J Clin Psychopharmacol, 25 : 32-41, 2005.
48) Michal P, Lysikova M, El-Fakahany EE, et al. : Clozapine interaction with the M_2 and M_4 subtypes of muscarinic receptors. Eur J Pharmacol, 376 : 119-125, 1999.
49) Miller DD : Review and management of clozapine side effects. J Clin Psychiatry, 61 (suppl. 8) : 14-1, 2000.
50) Mouaffak F, Tranulis C, Gourevitch R, et al. : Augmentation strategies of clozapine with antipsychotics in the treatment of ultraresistant schizophrenia. Clin Neuropharmacol, 29 : 28-33, 2006.
51) Newman SC, Bland RC : Mortality in a cohort of patients with schizophrenia : a record linkage study. Canadian Journal of Psychiatry, 36 : 239-245, 1991.
52) Olianas MC, Maullu C, Onali P : Effects of clozapine on rat striatal muscarinic

receptors coupled to inhibition of adenylyl cyclase activity and on the human cloned m4 receptor. Br J Pharmacol, 122 : 401-408, 1997.
53) Perry PJ, Miller D, Arndt SV, et al. : Clozapine and norclozapine plasma concentrations and clinical response of treatment refractory schizophrenic patients. Am J Psychiatry, 148 : 231-235, 1991.
54) Rosenheck R, Cramer J, Xu W, et al. : A comparison of clozapine and haloperidol in hospitalized patients with refractory schizophrenia. N Engl J Med, 337 : 809-815, 1997.
55) 澤村一司, 染矢俊幸 : Clozapine の副作用と相互作用. 臨床精神薬理, 6 : 31-37, 2003.
56) Schulte P : What is an adequate trial with clozapine- : Therapeutic drug monitoring and time to response in treatment-refractory schizophrenia. Clin Pharmacokinetics, 42 : 607-618, 2003.
57) Sur C, Mallorga PJ, Wittmann M, et al. : N-desmethylclozapine, an allosteric agonist at muscarinic 1 receptor, potentiates N-methyl-D-aspartate receptor activity. Proc Natl Acad Sci USA, 100 : 13674-13679, 2003.
58) Theodoropoulou S, Pappa H, Lykouras L, et al. : Human leukocyte antigen system in clozapine-induced agranulocytosis. Neuropsychobiology, 36 : 5-7, 1997.
59) Wahlbeck K, Cheine M, Essali A, et al. : Evidence of Clozapine's Effectiveness in Schizophrenia : A Systematic Review and Meta-Analysis of Randomized Trials. Am J Psychiatry, 156 : 990-999, 1999
60) Warner B, Alphs L, Schaedeline J, et al. : Clozapine and sudden death. (letter) Lancet, 355 : 842, 2000.
61) Weiner DM, Meltzer HY, Veinbergs I, et al. : The role of M_1 muscarinic receptor agonism of N-desmethylclozapine in the unique clinical effects of clozapine. Psychopharmacology (Berl), 177 : 207-216, 2004.
62) Welch J, Manschreck T, Redmond D : Clozapine-induced seizures and EEG changes. J Neuropsychiatry Clin Neurosci, 6 : 250-256, 1994.
63) Westermeyer JF, Harrow M, Marengo JT : Risk for suicide in schizophrenia and other psychotic and nonpsychotic disorders. J of Nerv and Men Dis, 179 : 259-266, 1991.
64) Zeng XP, Le F, Richelson E. : Muscarinic m4 receptor activation by some atypical antipsychotic drugs. Eur J Pharmacol, 321 : 349-354, 1997.
65) Zhao J, He X, Liu Z, et al. : The effects of clozapine on cognitive function and regional cerebral blood flow in the negative symptom profile schizophrenia. Int J Psychiatry Med, 36 : 171-81, 2006.
66) Ziegenbein M and Calliess IT : Clozapine and Ziprasidone : A Useful Combination in Patients With Treatment-Resistant Schizophrenia. J Neuropsychiatry Clin Neurosci, 18 : 246-247, 2006.

67) Zorn SH, Jones SB, Ward KM, et al.: Clozapine is a potent and selective muscarinic M_4 receptor agonist. Eur J Pharmacol, 269: R1-R2, 1994.

〔佐藤創一郎,武田俊彦〕

索 引

ア

悪性症候群 …………………………128
アセチルコリン …………………………76
アドヒアランス ………………13, 15, 17
アルゴリズム ……………………………3
一過性の D_2 阻害 ………………………30
インシュリン抵抗性 ……………………85
陰性症状 …………………………………11
美しい回復 ………………………………1
上乗せ漸減漸増法 ……………………113
エキスパートコンセンサスガイドライン ……………………51, 62, 78, 89
エピネフリン ‥47, 59, 69, 77, 88, 122

カ

概念的知識 ………………………………2
回復 ………………………………………1
解離定数 …………………………………19
過感受性精神病 …………69, 109, 111
過剰投与 …………………………………40
70％仮説 …………………………………37
固い結合 …………………………………20
観念的知識 ………………………………2
機能障害 …………………………………1
気分安定化作用 …………………………79
気分安定薬 ……………………80, 115
急性ジストニア …………………………34
急性・錐体外路症状 …………15, 28, 34
急性躁病 …………………………………79
緊急安全性情報 ……………………61, 77
けいれん発作 …………………………127
口・腔内崩壊錠 …………………76, 77
抗コリン性離脱症状 …………………109
抗コリン薬 ………………………………16
抗躁作用 …………………………………81
効力比 ……………………………………72
固有活性 …………………………………90
固有有効性 ………………………………90
昏迷状態 …………………………………82

サ

再燃脆弱性 ………………………17, 38
再発予防 …………………………………12
催眠作用 …………………………………28
持効性抗精神薬 …………………………38
持効性注射剤 ……………………………13
自殺念慮 …………………………………15
自殺予防効果 …………………………124
脂質代謝 …………………………………84
脂質代謝異常 …………………………15
持続的な D_2 阻害 ………………………30
社会機能障害 ……………………………1
社会的機能 ………………………………17
出版社バイアス …………………………5
α_1 受容体 ………………………………29

5HT$_{1A}$ 受容体 ……………26, 67, 74
5HT$_{2A}$ 受容体 ……………………26
5HT$_{2C}$ 受容体 ……………27, 68, 71
受容体占拠率 …………………20, 22
受容体阻害時間 …………………29
食欲増進 ……………………28, 84
自律神経症状 ……………………28
心筋炎 ……………………………126
心筋症 ……………………………127
神経発達 …………………………26
神経保護作用 ……………………17
心電図異常 ………………………127
心理教育 …………………………2
親和性 ……………………………20
錐体外路症状 …………14, 26, 28, 53
スイッチング ……………………102
静穏作用 …………………………119
生活の質 ………………………15, 16
性機能障害 ……………………71, 15
セロトニン受容体 ………………26
漸減漸増法 ………………………113

タ

体重増加 ……………………27, 84
耐性 ……………………………63, 109
耐糖能異常 …………………27, 127
大量療法 ……………………37, 111
蓄積性 ……………………………35
遅発性ジスキネジア ……………16
遅発性・錐体外路症状 ……14, 16, 69
中断開始法 ………………………114
治療係数 …………………………72

治療抵抗性 …………………10, 123
治療抵抗性統合失調症 …………122
治療抵抗例 ………………………82
鎮静・催眠作用 …………………35
鎮静作用 …………………………28, 29
低血圧 ……………………………29
定常状態 …………………………35
伝達促進 ………………33, 63, 69
等価換算 …………………………104
糖代謝 ……………………………84
糖尿病 ……………………………15
ドパミンシステムスタビライザー
　………………………………86
ドーパミン受容体 ………………23
頓服 ………………………………35
頓用 …………………72, 115, 116

ナ

内活性 ……………………………90
認知機能 …………………………125
認知機能障害 ……………………11
ノルアドレナリン受容体 ………29

ハ

パーキンソニズム ………………34
パーキンソン病 …………………126
反跳現象 ……38, 64, 72, 109, 111, 120
反跳症状 …………………………61
反跳性アカシジア ………………110
反跳性・錐体外路症状 …………110
反跳性パーキンソニズム ………110
微小再燃 …………………………38

ヒスタミン受容体 …………………28
肥満 …………………………15, 84
頻脈 ………………………………127
不快気分 …………………38, 70, 88
不耐性者 …………………………35
部分作動薬 ………………26, 86, 90
プロラクチン
　………………15, 31, 34, 48, 61, 65, 71
プロラクチン関連障害 ………34, 65
偏見 ………………………………16
暴力 ………………………………125

マ

無顆粒球症 ………………119, 126, 128
ムスカリン性コリン受容体 ………28
目覚め現象 ………………………15
メタ解析 ……………………………5

ヤ

有害事象 …………………………14
緩い結合 …………………………20
陽性症状 …………………………10
用量換算 Ki 値 ………………22, 29
用量滴定 …………………………40
余剰受容体 ………………………90

ラ

リガンド …………………………90
離脱現象 ……………………109, 111
離脱症状 …………………………61
離脱性アカシジア ………………110
離脱性ジスキネジア ……………110
離脱性・錐体外路症状 …………110
離脱性パーキンソニズム ………110

A

amantadine ……………………85
amisulpride ……………………24
amoxapine ……………………24
aripiprazole ……………………86

B

benzodiazepine 系抗不安薬 ……115
BPRS ……………………………7
buspirone ………………………74

C

carbamazepine ………………115
CATIE …………………………123
chlorpromazine ………………24
clozapine …………………80, 119

D

D_2 受容体 ……………………23
DHA-clozapine ………………129
DSS ……………………………86
dysphoria …………………38, 70

E

effect size ………………………6

F

fluphenazine …………………24

H

H_1 阻害剤 ……………………85
H_1 受容体 ……………28, 68, 71
haloperidol ……………52, 67, 70

I

ID-15036 ………………………68
intrinsic activity ………………90
intrinsic efficacy ………………90

K

Kane ……………………120, 122
Kane の基準 …………………82, 83
Ki 値 ……………………………19, 29

L

ligand …………………………90
lithium ………………………115
loose binding ………………20, 30
lorazepam ……………………115

M

mACh 受容体 …………………28
mosapramine ………………10, 67, 70

O

9 OH-risperidone ……………44, 47
olanzapine ……………………75, 79
OPC-14857 ……………………87

P

PANSS …………………………7
perospirone ……………………67
PET …………………21, 50, 59, 73, 79, 92

pipamperone ········44
publication bias ········5

Q

quetiapine ········57

R

remoxipride ········7
remoxipride ········9
risperidone ········44
risperidone 内用液 ········54
ritanserin ········45

S

sibutramine ········27, 85
sulpiride ········24
sultopride ········81

supersenstivity psychosis ········109
sustained blockade ········30

T

tandospirone ········67, 74
tight binding ········20

U

upregulation ········63, 69

V

valproate ········115

Z

ziprasidone ········27, 33, 71, 74
zotepine ········7, 9, 24, 29, 58, 81, 94

略　歴
武田俊彦（たけだ　としひこ）
1985 年　岡山大学医学部卒業
1989 年　岡山大学医学部　神経精神医学大学院卒業
1988-1991 年　慈圭病院
1991-1993 年　神戸西市民病院神経科
1993-現在　　慈圭病院
現職：慈圭会慈圭病院副院長

主著書
「精神医学の進歩と動向」文光堂（共著）1992 年
「抗精神病薬の使い方」日本アクセル・シュプリンガー（共著）1996 年
「精神科デイケア」医学書院（共著）1996
「精神科・神経科ナースの疾患別ケア　ハンドブック」メディカ出版（分担）2005 年

羽原俊明（はばら　としあき）
1990 年　岡山大学医学部卒業
1990-1992 年　慈圭病院
1992-1994 年　さぬき市民病院精神神経科
1994-1998 年　香川県立中央病院神経内科
1998-現在　　慈圭病院
現職：慈圭会慈圭病院医局長

佐藤創一郎（さとう　そういちろう）
1993 年　岡山大学医学部卒業
1993-1994 年　川崎医科大学付属川崎病院心療科
1994-1995 年　慈圭病院
1995-1999 年　由良病院
1999-2001 年　社会保険広島市民病院神経科
2001 年-現在　慈圭病院
現職：慈圭会慈圭病院病棟医長

© 2007　　　　　　　　　　　　　第 1 版発行　　平成 19 年 10 月 31 日

（定価はカバーに表示してあります）

第 2 世代抗精神病薬の臨床

編　者　　武　田　俊　彦

発行所　　　株式会社　新興医学出版社
発行者　　　　　　　服　部　秀　夫
〒113-0033　東京都文京区本郷 6 丁目26番 8 号
電話　03(3816)2853　　FAX　03(3816)2895

印刷　明和印刷株式会社　　ISBN978-4-88002-494-3　　郵便振替　00120-8-191625

- 本書の複製権・翻訳権・譲渡権・公衆送信権（送信可能化権を含む）は株式会社新興医学出版社が所有します。
- **JCLS**〈(株)日本著作出版権管理システム委託出版物〉
  本書の無断複写は著作権法上での例外を除き禁じられています。複写される場合は，その都度事前に(株)日本著作出版権管理システム（電話 03-3817-5670，FAX 03-3815-8199）の許諾を得て下さい。